W0361686

Thomas Koschwitz

Was macht der Schwindel ?

Thomas Koschwitz

Was macht der Schwindel?

Mein Leben nach dem Schlaganfall

Aqua Verlag
Köln

Herstellung:	Matthias Friese, Berlin
Redaktion:	Mareike Feilen, Köln
Verlag:	Aqua Verlag, Köln, mail@aqua-verlag.de Eupener Straße 159 - 50933 Köln Tel.: 0221 – 3991 0 - Fax: 0221 – 3991 100
Umschlagmalerei:	Brigitte Eulgem, Berlin
Umschlaggestaltung:	Reinsberg WA, Berlin
Fotos:	Laurence Chaperon, Berlin
Druck:	Asmuth Druck GmbH, Köln Printed in Germany

ISBN 3–9806778–4–2 **www.aqua-verlag.de**

VORWORT

„Ich will jetzt allein auf's Klo!“ Das war zunächst der Arbeitstitel dieses Buches. Warum? Weil genau dieser eine Satz, diese eine Forderung, einen Wunsch auf den Punkt bringt, den ich während meines Klinikaufenthaltes mit Millionen Kranken geteilt habe, den Wunsch des Patienten nach Würde. Auf fremde Hilfe angewiesen zu sein, ist für viele ein Problem. Auch für mich, das gebe ich zu. Und seine natürlichsten Bedürfnisse nicht mehr allein erledigen zu können, das zermürbt vollends und macht traurig.

Wie oft reden wir alle darüber, was wir noch alles erledigen müssen. In dieser Stunde, an diesem Tag, in dieser Woche, in dieser Legislaturperiode usw. usw. Unsinn! Wir Menschen müssen nur fünf Dinge wirklich: Atmen, Trinken, Essen, Schlafen – und eben auf's Klo. Sonst müssen wir nichts! Das andere WOLLEN wir bloß. Und dieses WOLLEN führt uns dann in all die so genannten Sachzwänge, die uns beklemmen und vielen ihr Leben plötzlich gar nicht mehr lebenswert erscheinen lassen. Zeitdruck, Finanzdruck, Arbeitsdruck – das sind die schweren Ketten, die wir uns erst freiwillig anlegen, um sie später, oft viel zu spät, als Folterwerkzeuge zu verdammen. Aber wir sind uns dessen manchmal gar nicht mehr richtig bewusst. Wir leiden vielleicht sogar unter unserem Ehrgeiz, unseren Minderwertigkeitskomplexen, den Existenzängsten oder Karriereplänen, die uns antreiben und die womöglich sogar andere Menschen in uns verankert haben – Eltern, Freunde, Partner. Und plötzlich erscheint uns das ganze Leben wie ein einziges mühseliges, ewig forderndes MUSS.

Ich bin krank geworden und musste von einem Moment zum anderen nichts mehr außer den oben genannten fünf Dingen – und fühlte mich plötzlich frei! Frei von meinen selbst gemachten Zwängen. Allerdings wurde mir schnell schmerzhaft bewusst, dass ich bis auf´s Atmen und Schlafen nichts mehr allein konnte! Und so war die Forderung, oder besser der Kampf um den selbstständigen Gang zur Toilette im Grunde nichts anderes als der Kampf um Selbstbehauptung.

Warum ein solches Buch?

Zunächst einmal wollte ich für mich festhalten, was mir da genau passiert ist. Ich will das in all seinen Einzelheiten nie wieder vergessen! Dann aber auch, weil ich spürte, dass alle Freunde und Bekannte, die die ersten Manuskriptseiten aus Neugier lasen, Spaß daran hatten, es mutig fanden und unbedingt wissen wollten, wie es denn weiterginge.

Rund 200.000 Menschen bekommen in Deutschland pro Jahr nach sehr konservativen Schätzungen einen Schlaganfall. Davon sterben etwa 40.000 Menschen pro Jahr! Das sind so viele Menschen, wie in Winsen an der Luhe im Landkreis Harburg leben. Jedes Jahr stirbt also die komplette Bevölkerung einer mittleren Kleinstadt an den Folgen eines Schlaganfalls. Es trifft nicht nur Alte, sondern auch Menschen, die deutlich jünger sind als ich. Selbst Kinder sind nicht vor einem Schlaganfall gefeit! Nur etwa ein Drittel der Überlebenden werden wieder vollständig oder fast vollständig gesund. So wie ich.

Wenn man so will, bin ich auf einem schnellen Rennpferd über hügelige Landschaften geritten. Gehetzt. Das Pferd stolperte und fiel in einen tiefen Krater, der glücklicherweise am Rand mit breiten Ringen ausgestattet war, die sich – nach unten immer enger werdend – wie eine Treppe in die Tiefe fortsetzten. Ich bin glücklicherweise auf eine der oberen Treppenstufen gefallen, habe mich aufgerappelt und kann weiter reiten. Eines Tages wird mein Pferd den Sprung raus aus dem Krater schaffen, zurück in die hügelige Landschaft. Aber ich habe während meiner Zeit in den Kliniken in München-Harlaching und Bad Aibling viele Menschen gesehen, die diesen tiefen, dunklen Krater nie mehr verlassen werden. Menschen, die nicht mehr reden können, die ein Leben lang gefüttert werden müssen und die halbseitig gelähmt bleiben. Von jetzt auf gleich ändert sich alles: Das gewohnte Lachen eines geliebten Menschen stirbt, das gewohnte Geräusch, wenn er oder sie abends die Haustür aufmacht, bleibt aus.

In der Reha-Klinik Bad Aibling habe ich einen jungen Mann beobachtet, der einen Verkehrsunfall schwer verletzt überlebt hatte. Seine Freundin kümmerte sich rührend um ihn, fütterte ihn mit seinem Lieblingskuchen, las ihm aus der Zeitung vor, sprach mit ihm. Er saß die ganze Zeit über regungslos im Rollstuhl und reagierte nicht mal mit dem Zucken einer Wimper. Ich habe diesen Mann oft gesehen, seine weit geöffneten Augen, das ausdruckslose Gesicht. Der Krater ist sehr tief! Nicht jeder hat die Energie eines Christopher Reeves, dem Superman-Darsteller, sich auch nach sechs mühevollen Jahren der Lähmung (vom Hals an abwärts) immer wieder selbst neu zu motivieren oder gar in solch scheinbar ausweglosen Fällen, weiter an die eigenen Heilungskräfte zu glauben. Und in der Tat, jetzt, nach sechs Jahren intensiver Elektroschocktherapie und täglichen Bewegungsübungen, kann Reeves Teile seines Körpers wieder bewegen! Sein einziger Motor ist die Hoffnung und die simple, aber wahre und für viele schwierige Erkenntnis, dass man die zur Verfügung stehende Lebenszeit in jedem Fall nutzen sollte, statt sich selbst zu bejammern oder verbittert über die ungerechte Welt zu klagen und dahin zu dämmern. Und dass es Menschen gibt, die ihn lieben und unterstützen. Deshalb kann er seine Ärzte antreiben, nicht aufzugeben. Welch eine Kraft!

Ich habe meine Schlaganfallgeschichte auch aufgeschrieben, weil ich die Hoffnung habe, dass andere daraus Schlüsse ziehen können, die das Leben für sie einfacher machen. Dass sie sich vielleicht einiger Fallen, in die wir alle manchmal aus Gewohnheit tappen, bewusst werden und diese so leichter vermeiden können.

Am Ende geht es immer nur um die eine Frage: Was ist uns wirklich wichtig? Das ist im Privaten nicht anders als in der Gesellschaft insgesamt. Millionen berauschten sich am Höhenflug der Börse, „Reichtum ist machbar, Herr Nachbar!“, hieß die Devise. Skeptiker wurden mitleidig belächelt. Dann fielen die Kurse ins Bodenlose und viele Anleger in eine schwere Depression. Es folgten weltweit und in Deutschland weitere Ereignisse, die uns zwangen, inne zu halten und unser Koordinatensystem neu zu justieren: der Anschlag auf das World Trade Center in New York, die Flutkatastrophen, die unseren Nachbarn die Häuser und Wohnungen wegrissen. Manchmal ist es eine Krankheit, die einen geliebten Menschen trifft und ihn aus unserem Leben reißt. Manchmal sind wir selber betroffen.

In all diesen Fällen platzen sofort alle Luftblasen um uns herum zugunsten der klaren Erkenntnis: Was für ein Glück wir haben, wenn wir gesund sind!

Sind deshalb die Aufgeregtheiten um Reichtum und Erfolg nicht fast lächerlich? Plötzlich hängt unser Glück nicht an Seifenblasen, die Millionen versprechen, die Macht und Ruhm verheißen, sondern daran, dass morgens die Sonne scheint. Oder daran, dass wir alleine auf´s Klo gehen können.

Wir beschwindeln uns viel, uns und die anderen. Nicht nur in meiner Branche, aber in der aus vielerlei Gründen ganz besonders. Und wir wollen beschwindelt werden. Die große Karriere machen, mit wenig Einsatz viel Geld an der Börse verdienen, mit Leichtigkeit unser Leben vorantreiben. In der Politik wird geschwindelt, in der Presse, in Krankenzimmern – hier aber meistens nur, um der Hoffnung eine Chance zu geben. Mir haben die Ärzte immer große Hoffnung gemacht.

Der andere Schwindel, der körperliche, war das Belastendste an meinem Schlaganfall. Wochenlang war mir übel. Die Welt drehte sich rasend schnell, wenn ich nur versuchte, meinen Kopf zu bewegen. „Was macht der Schwindel?“ ist also in mehrfacher Hinsicht eine Frage in meiner Geschichte, die nicht nur Professor Haberl bei seinen Visiten stellte. Das ist die eine Frage, die vielleicht am Besten die Ursachen meiner Krankheit und diese selbst auf den Punkt bringt.

Gerade am Anfang meiner Geschichte kommen verschiedene Ärzte scheinbar nicht gut weg. Ich habe lange überlegt, ob ich wirklich beschreiben soll, was sich in den ersten drei Stunden meines Schlaganfalls abgespielt hat. Ich habe mich letztlich dazu entschlossen, weil es vielleicht auch für Ärzte ein Hinweis ist, was und wie ein Patient in Not alles wahrnimmt. Im Übrigen haben Ärzte eine unglaubliche Verantwortung. Sie können sich nicht selber beschwindeln: Wenn ich eine Sendung in den Sand setze, kann ich mir immer noch einreden, ich sei großartig gewesen. Wenn Ärzte versagen, ist ihr Patient vielleicht tot!

Und schließlich: Ich hatte das Glück, in eine der drei besten Kliniken für Schlaganfälle in Deutschland zu geraten!

Dieses Buch ist all jenen gewidmet, die mein Leben während meiner Krankenhauszeit deutlich erleichtert haben. Ich bin vielen Menschen, die mir geschrieben oder geholfen haben, durch was auch immer, sehr dankbar – diesen besonders:

Gaby Allendorf, Inge Appelt, Dr. Heiner Audibert,
Dr. Christine Auer, Dr. Peter Bader, Andreas Bartl,
Wigald Boning, Dr. Maria Deckert-Schmitz,
Adem Dizdarevic, Brien Dorenz, Natascha Ebeler,
Ulrich Ende, Petra Fink, Gundi Friedemann,
Andreas Frutiger, Martin Gülzow, Monika Güttler,
Mikail Kabaca, Ulla Kaienburg, Anne Koschwitz,
Tim Koschwitz, Sabine Kostner, Carolin Kronche,
Olaf Kunze, Gaby Kuran, Jutta Kurz, Jürgen Kurz,
Sybille Kurz, Felix Kurz, Felix Kurz jr., Claus Larass,
Michael Lesch, Dr. Sabine Meckbach, Michael Meudt,
Oliver Mielke, Astrid Moeller, Monika Moritz,
Dr. Franz Nickels, Stella Peitzker, Franziska Pörschmann,
Prof. Roman Haberl, Prof. König, Astrid Quentell,
Werner Reinke, Bernd Reisig, Heiner Riehl, Peter Schenk,
Eva Scheuerl, Dr. Andreas Scheuermann,
Armin Schmarsel, Rainer Schmidt, Malte Schuchardt,
Peter Schuurmanns, Pat Severin, Christian Spanik,
Cindy Taute, Silke Teichmann, Kathleen Vogel,
Christiane Wagner, Frauke Weger, Dr. Susanne Winter,
Kai-Uwe Wolf, Barbara Zimmermann
und Schwester Reghina.

Freitag, 4. Oktober 2002, 8.00 Uhr

„Schlaganfall mit 46!“ Bis zu dieser Schlagzeile der Bild-Zeitung am Dienstag, den 8. Oktober, vergehen noch vier Tage, bis zu meinem Schlaganfallfall noch acht Stunden. Was ich zu diesem Zeitpunkt noch nicht ahne: In acht Stunden werde ich nicht mehr laufen können. Ich werde meinen rechten Arm nicht mehr synchron zu meinem linken Arm bewegen können. Ich werde weder schreiben noch klar sehen können, denn in acht Stunden wird fast meine gesamte rechte Körperhälfte gelähmt sein. Aber ich habe Glück im Unglück, mein Gehirn übersteht den Schlag ohne jeden Schaden, mein Denk- oder Erinnerungsvermögen ist zu keinem Zeitpunkt beeinträchtigt. Deshalb kann ich Ihnen jetzt diese Geschichte erzählen. Ein Schlaganfall ist natürlich ein Schock – aber es ist keine tragische Geschichte. Es ist die Geschichte einer glücklichen Auszeit.

Pat Severin, die Producerin von „Was macht eigentlich...?“, steht an diesem Freitag sehr früh auf. Heute ist „ihr“ Tag. Die ersten drei Folgen unserer neuen Show „Was macht eigentlich...?“ sollen aufgezeichnet werden. Wochenlang hat Pat darauf hingearbeitet. Heute würden all die Vorschläge, Änderungswünsche, Recherchen und Konzept-Ideen durch den großen Trichter „Produktion“ gespült, um dann wie beim Bleigießen in einer gültigen Form zu enden – der fertigen Sendung. Pat und ich haben gestern Abend noch lange über die einzelnen Sendungen gesprochen und uns Strategien überlegt, wie wir die spannendsten Momente im Leben von Eduard Zimmermann, Oskar Lafontaine und Drafi Deutscher in jeweils einem kurzen Gespräch einfangen können.

Fernsehsendungen haben immer etwas von einem Raketenstart, vor allem, wenn zum ersten Mal eine neue Idee umgesetzt wird. Natürlich ist die TV-Arbeit deutlich weniger lebensgefährlich, aber auch am Beginn einer Sendung gibt es eine Art Zeitfenster, das zwingend festlegt: Jetzt geht´s los: Und dann gibt´s kein Zurück mehr. Und wie bei der Nasa verfolgen ernst dreinblickende Menschen jede Aktion auf unendlich vielen Monitoren. Jede Fernsehregie hat ein bisschen was von Houston („...ich habe da ein Problem..."). Wenn die Maschine erst einmal angeschmissen worden ist, kann man relativ wenig machen. Entweder läuft dann alles wie „geschmiert", oder man sieht schnell, dass sich eine Katastrophe anbahnt. Das gilt für Raketenstarts wie für Fernsehshows. Vielleicht ist Pat deshalb schon die ganze Woche über sehr angespannt gewesen. Es soll – verdammt noch mal – richtig gut werden!

Ich habe mich schon länger auf den heutigen Tag gefreut. Mir hat Pats Vorbereitung sehr geholfen. Vor meinem geistigen Auge „stehen" die Sendungen. Ich fühle mich sicher, alle Themen, die ich mit den drei Gästen jeweils beackern will, sind klar. Lediglich die Studioatmosphäre ist eine Unbekannte, da ich mit diesem Team noch nie gearbeitet habe. Gegen neun Uhr betrete ich die Räume der Entertainment Factory, der Produktionsfirma meiner Sendung „Was macht eigentlich...?" bei Kabel 1.

Noch sechs Stunden bis zu meinem Schlaganfall.

Fernsehmacher sind eitel. Sehr eitel. Mitunter vergeht fast mehr Zeit für die Auswahl der Klamotten als für die Festlegung der Sendeinhalte. Ganz untypisch für Männer ist meine Vorliebe, mit (meist sehr hübschen) Garderobieren vor meinem Auftritt gewissenhaft Anzüge, Hemden und dazu (ganz wichtig) passende Krawatten auszusuchen. Helle Anzüge stehen mir nicht. Das weiß ich, seitdem ich ein sehr spannendes Interview mit dem viel zu früh verstorbenen Klaus Löwitsch führen durfte, der damals gerade den Zorn der gesamten Frauenwelt auf sich gezogen hatte. Löwitsch war stinkig über meine „feministischen" Fragen, was ihn aber eher beflügelte, so dass wir uns ein spannendes Duell lieferten. Als das Gespräch bei N24 in der Reihe „Koschwitz" ausgestrahlt wurde, waren alle zufrieden. Nur ich nicht. Der helle Anzug ließ mich aussehen wie ein schwangeres Fruchtbonbon. Dennoch versucht mir Karin, die Garderobenfrau, mit viel Charme einen hellen Anzug für „Was macht eigentlich...?", aufzuschwatzen.

Vor Fernsehsendungen besteht die Kunst darin, sich so locker wie möglich zu machen. Um noch mal den – zugegebenermaßen – leicht größenwahnsinnigen Vergleich zur Raumfahrt aufzugreifen: Neil Armstrong, der erste Mann auf dem Mond, wäre wahrscheinlich kläglich abgestürzt, wenn er sich die letzten Meter im Landeanflug nicht von seinem Instinkt hätte leiten lassen. Er griff beherzt zur manuellen Steuerung und landete sicher – entgegen des im Bordcomputer festgelegten Ablaufplans. Mein Ansatz ist ähnlich: möglichst viel wissen über die Gäste, aber kurz vor der Sendung alles vergessen, um sich ganz dem Moment hinzugeben. Mein amerikanischer Coach Ed Bewley sagte immer: „Stellen Sie sich vor, das Thema Ihrer Sendung sind die viel zu hohen Steuern. Ihr Gast sagt etwas zur Steuerreform und lässt im Nebensatz die Bemerkung fallen: '...und im Übrigen habe ich heute meine Frau umgebracht!' Würden Sie tatsächlich Ihrem Script folgen und weiter über die Steuerreform reden?" Damit meinte er nur eins: Zuhören, Zuhören, Zuhören, flexibel sein – schnell reagieren, nicht am Ablaufplan kleben bleiben – und den Moment genießen!

Wir zeichnen das erste Interview auf. Eduard Zimmermann erzählt mir gut gelaunt über seine 30 Jahre als Fernsehbulle. Vor allem über seine dicke Brille, die er immer gehütet habe wie seinen Augapfel, denn sie sei ja Teil seines „Kostüms" als seriöser Fernsehkommissar gewesen. Nach der Aufzeichnung werden noch Fotos gemacht. Auch Einzelaufnahmen von mir, die später den Fernsehzeitungen angeboten werden sollen. Man sieht mich, einen aufgeräumten, gut gelaunten Typen – vier Stunden vor seinem Schlaganfall.

Es gab in der Redaktion „N24 Koschwitz" die schöne Tradition, dass sich jeder Interviewpartner mit einer kleinen Notiz in unserem Gästebuch verewigt. Etwas Ähnliches schlage ich jetzt spontan für unsere neue Sendung vor. Glücklicherweise können Pat und Karin sofort ein Gästebuch organisieren, in das sich Eduard Zimmermann als „Freund" einträgt. Wir hatten vorher darüber nicht gesprochen, und ich habe Herrn Zimmermann nur reflexartig zu dieser Eintragung aufgefordert. Mein Hirn arbeitet offensichtlich routiniert. Mein Körper auch?

Geschafft. Sendung eins ist im Kasten. Pat konzentriert sich sogleich auf die zweite. Der nächste Gast ist Oskar Lafontaine. Ich habe Pat gebeten, die Titelseite der Bild-

Zeitung von jenem 23. März 1999 zu organisieren, auf dem paradoxerweise nicht Lafontaine, sondern Kanzler Schröder mit seinem Rücktritt gedroht hatte. Noch am selben Tag knallte Oskar Lafontaine damals seine Posten als Finanzminister und Parteivorsitzender in die Ecke und verschwand. Die Sätze zu seiner Einführung habe ich im Kopf, die Fragen auch, jetzt kann er kommen. Davor noch Mittagessen. Ich bestelle eine Schüssel Reis. Kameraleute, Regisseur, Maskenbildnerin, Redaktion, alle speisen in dem schönen Großraumbüro, von dem aus man einen wunderbaren Blick in das Isartal hat. Plötzlich überfällt mich ein bis dahin unbekanntes Schwindelgefühl. „Hui", denke ich, gestern Abend erst hat eine Ärztin diesen Dauerschmerz in meinem Nacken betäubt. Ich Küchentischdiagnostiker glaubte, die Ursache sei ein eingeklemmter Nerv.

Ja, es ist diese Woche ein bisschen viel gewesen. Montag drei Gäste für N24 „Koschwitz". Richard Rogler, der Kabarettist, Hans-Christian Ströbele, der durch den Gewinn des einzigen grünen Direktmandates für den Bundestag plötzlich zum Helden avancierte, und schließlich Frau Gabriele Kraatz-Wadsack, die deutsche UN-Inspektorin im Irak für Chemiewaffen. Am Mittwoch kamen William Hetzler, Chef der so genannten Steubenparade in New York, der über das schlechte deutsch-amerikanische Verhältnis berichtete, dazu Markus Wolf, der ehemalige Geheimdienstchef der DDR, und abends der neue Generalsekretär der SPD, Olaf Scholz. Viele Gäste, viele unterschiedliche Themen, das alles wollte gründlich vorbereitet werden.

Die Woche ist aber auch aus einem anderen Grund besonders hart gewesen. Schon lange habe ich gewusst, dass meine geliebte Sendereihe „Koschwitz" den 1. Januar 2003 nicht erleben würde. Meine Mitarbeiter sollten aber noch nicht informiert werden, um sie nicht frühzeitig zu beunruhigen. Mir hat es immer das Herz zerrissen, wenn die Redaktion bereits über Ideen für 2003 diskutierte, von denen ich wusste, dass sie nie realisiert werden würden. Aber ich durfte ihnen ja noch nichts sagen. Dienstag kam endlich die erlösende Indiskretion: Die Nachrichtenagentur dpa meldete, dass meine Sendung zum 31. Dezember 2002 eingestellt würde. Zu diesem Zeitpunkt saß ich im Zug von Berlin nach Hamburg, wo ich an diesem Abend in der Johannes B. Kerner-Show auftreten sollte.

Meine alte Freundin Miriam rief mich an und beschimpfte mich im Spaß, dass ich ihr so wichtige Veränderungen in meinem Leben auch direkt hätte mitteilen können. „Welche Veränderungen?", fragte ich. „Na, dass du zu Kabel 1 gehst und bei N24 aufhörst." „Woher hast du das?" „Na, aus den Agenturen." Mir wurde schlecht. Genau das hatte ich vermeiden wollen. Wenn vier Menschen so eng zusammen arbeiten wie Matthias, Kai-Uwe, Silke und ich, dann durfte eine solche Meldung nicht einfach per Fernschreiben die Redaktion erreichen, während ich im Bordrestaurant des ICE saß, Kaffee schlürfte und die Zeitungen studierte. Natürlich hat ein Senderchef das Recht, um Denkzeit zu bitten, um zu überlegen, was mit einer Redaktion in Zukunft passieren soll. Bis dahin war es auch richtig, meine Leute nicht zu informieren, um sie nicht mit irgendwelchen „Scheißhausparolen" zu verunsichern. Aber wenn einer verkünden muss, dass unsere gemeinsame Zeit zu Ende ist, dann doch wohl ich und niemand anders. Aus dem Bordrestaurant rief ich den Redaktionsleiter Matthias Grau an und fragte ihn: „Na, wie lange weißt du's schon?" „Etwa eine Woche", behauptete er. Da die Nachricht ohnehin rum war, bat ich ihn, der restlichen Crew jetzt alles zu sagen. Eigentlich wäre das meine Aufgabe gewesen.

Ich fuhr mit sehr schlechtem Gewissen nach Hamburg. Am Bahnhof holte mich eine Redakteurin ab. Die Produktion Kerner vermittelt den Gästen das Gefühl, man sei ein wichtiger Staatsgast. Ein Gefühl, das ich durchaus zu genießen verstehe. Die beiden Gäste vor mir würden Peter Maffay und der Schauspieler und Comedian Christian Tramitz sein, ein Neffe des großartigen Paul Hörbiger.

Ich fühlte mich hin- und hergerissen. Einerseits quälte mich der Gedanke, vor einer solch großen Fernsehgemeinde das Ende meiner geliebten Talkshow auf N24 bekannt geben zu müssen, andererseits tat es meiner Eitelkeit gut, mal wieder „im großen Fernsehen" aufzutreten. Das mag Sie bei meinem Berufsweg erstaunen, aber es ist so, als würden Sie vor Ihrer Familie jeden Tag fehlerfrei reden können, müssten nun aber einen Vortrag in der Aula Ihrer Schule halten. Ich war aufgeregt, aber das merkte man mir nicht an. Äußerlich wirke ich fast immer extrem ruhig und gefasst. Ich kenne Johannes schon seit der Zeit, als er noch seine Vormittagsshow bei Sat.1 hatte. Ein schlagfertiger Bursche, der keinem weh tun will. Ich freute mich auf ihn. Peter Maffay war vor mir dran. Er erzählte von Tabaluga, seinen Frauen, seinem Vater. Ein durch und durch gesetzter Mann, der auf ein in weiten Teilen erfolgreiches Leben zurückblicken kann und deshalb auch so vergnügt in die Zukunft schaut. Trotzdem lässt sich Peter immer wieder ärgern, wenn er parodiert und durch den Kakao gezogen wird. An diesem Abend nahm ihn Christian Tramitz aufs Korn. Das rollende „R“ von Peter wurde genauso bemüht wie das nasale Gemurmel, das Peter eben so von sich gibt. Ich fand es lustig. Peter überhaupt nicht. Die Spannung stieg, Peters Einwürfe wurden immer witziger. Dann kam mein Auftritt.

Warten hinter der Bühne ist stets unangenehm. Richtig furchtbar ist es allerdings, wenn man weiß, dass man eigentlich etwas Peinliches erzählen muss. Aber ich bin nicht feige. Ich stelle mich nur solchen Situationen leider nicht mit der Natürlichkeit, die mir eigentlich eigen ist.

Selbstverständlich konnte Johannes es sich nicht verkneifen, mir den Sendetitel meiner zukünftigen Kabel 1-Sendung „Was macht eigentlich...?“ gleich als Eingangsfrage entgegen zu halten, denn natürlich bin ich für die meisten Zuschauer in der Versenkung verschwunden. Nur die wenigsten wissen, dass ich fast drei Jahre lang vier Abende die Woche mit Prominenten getalkt habe. „N- was? 24? Nie gehört!“ Ja, n-tv kennt man. „Maischberger“?, ja, klingt irgendwie bekannt. Aber „Koschwitz bei N24?“ Den Insidern ein Begriff, der allgemeinen Öffentlichkeit nicht unbedingt. Aber der Sender ist noch jung, n-tv brauchte immerhin auch acht Jahre, bis das Programm in allen Haushalten wahrgenommen wurde. Aber selbst das führt nicht zwangsläufig zu sensationellen Quoten.

Ich erzählte von meinem Werdegang. Dass ich mit 18 jüngster Nachrichtensprecher in der ARD war, damals beim Hessischen Rundfunk. Es wurde ein Bild von mir eingeblendet – Koschwitz mit Vollbart. Alle lachten. Am Schluss wurde ich gefragt, wann denn bei N24 Schluss sei. Ich antwortete kurz und bündig und tat so, als sei ich nach drei Jahren froh, auch mal etwas anderes machen zu dürfen. Ich, der diese Sendung, diese Fernsehpflanze „Koschwitz“ leidenschaftlich geliebt hatte. Meine Antwort war eine glatte Lüge. Aber so ist das manchmal unter Profis.

Warum so empfindlich?, werden Sie vielleicht fragen. Ich hatte mit Kabel 1 schließlich endlich wieder einen Sender, der vom Publikum auch gesehen wird. Was konnte mir Besseres passieren? Aber es half alles nichts, in meinem Kopf kreisten düstere Gedanken: Ich fühlte mich ungerecht behandelt. Mehr als drei Jahre hatte ich gekämpft. Hatte die Vorbehalte gegen mich überwunden („Wie, der Hamster-TV-Moderator soll ernsthafte Gespräche mit Politikern führen?“), hatte Direktoren und Geschäftsführer überzeugt und mir eine Redaktion zusammengestellt – jetzt sollte alles vorbei sein? Ich kam mir ein bisschen vor wie Henry Maske, der Gentleman-Boxer. Der wollte bei seinem letzten Kampf auch als Sieger aus dem Ring steigen. Stattdessen muss er damit leben, dass seine aktive Boxlaufbahn mit einer Niederlage endete. Gut, ich boxe noch, aber Niederlagen sind immer scheiße.

Nach der Kerner-Aufzeichnung traf ich meine Freundin Cindy. Da ich am nächsten Morgen um sechs Uhr mit dem ICE nach Berlin wollte, gingen wir früh ins Bett – aber schauten natürlich die Kerner-Sendung. Ich war geschockt. Als Profi sah ich sofort, wie schlecht mein Auftritt war. Nicht unbedingt für mein Publikum, das ehrliche Dinge von mir zu hören bekam, sondern für meine Freunde und mich.

Völlig überdreht sprach ich doppelt so schnell wie sonst, so als wollte ich schreien: „Seht nur, was für ein toller Kerl hier vor euch sitzt! Nein, für mich gibt's keine Niederlagen. Wie kommt ihr drauf?" Einen ähnlichen Eindruck hatte in Köln mein Management, Gaby Allendorf, die sich hauptsächlich um meine Pressearbeit kümmert, und Andreas Scheuermann, mein Anwalt. Sie rief Andreas an und sagte: „Guck dir bitte die Kerner-Sendung mit Koschi an, mit dem stimmt was nicht!" Sie war geschockt und Andreas, der sich später in der Nacht die Wiederholung anschaute, ebenfalls. Mir nahe stehende Menschen hatten also bereits etwas gesehen, was ich noch lange von mir weisen würde: Ich rannte mit voller Wucht gegen eine Mauer. Cindy beruhigte mich in der Nacht: „Was ist denn schon passiert? Peter Maffay zickt, weil man sich ein bisschen lustig macht über ihn, Christian Tramitz kann vor Kraft kaum laufen, und du hast ein bisschen schnell geredet. Na und?"

Um 5:40 Uhr holte mich der Fahrer ab und brachte mich zum Bahnhof. Zwei Stunden Zugfahrt, Zeit, um mich auf die drei Dossiers meiner Gäste für diesen Tag zu stürzen: Bill Hetzler, Markus Wolf und Olaf Scholz. Zudem freute ich mich auf den Samstag. Da würde ich mit Olli Mielke, dem Produzenten von „Was macht eigentlich...?", zur Verleihung des Deutschen Fernsehpreises nach Köln reisen und endlich wieder meine alten Freunde – zum Teil noch aus RTL-Nachtshowzeiten – wiedersehen und einfach einen tollen Abend verleben, mit all den Eitlen und Schönen, die einem sonst nur im Fernsehen begegnen.

Der Mittwoch war lang und hart. Olaf Scholz machte seine Sache ganz gut, ging mir aber mit der ständigen Betonung, wie hervorragend die SPD und wie schlecht die Union da stünde, ziemlich auf die Nerven. Sein Selbstbewusstsein war deutlich größer als der Abstand der SPD von der Union bei der Bundestagswahl. Ich fiel todmüde ins Bett. Am Tag der Deutschen Einheit würde ich früh aufstehen und die umfangreichen Dossiers über Drafi Deutscher, Oskar Lafontaine und Eduard Zimmermann lesen. Außerdem müsste ich zumindest noch Lafontaines Buch „Das Herz schlägt links" verschlingen, „Die Wut wächst", kannte ich bereits.

Ich kam nachmittags in München an, immer mit diesem Schmerz im Nacken. Ein eingeklemmter Nerv, so vermutete ich. Die Schmerzen nahmen zu, aber vor Sonntag hatte ich für solche Dinge nun wirklich keine Zeit. Mit der Producerin Pat Severin ging ich zügig die Dossiers durch, etwa daumendicke Zusammenfassungen des Lebens meiner Gäste. Wir alle haben als Kinder Eduard Zimmermann im ZDF gesehen. Für mich war es immer eine furchtbare Sendung, denn im Gegensatz etwa zum „Kommissar" mit Erik Ode ging es ja hier um reale Fälle. Ein dort gezeigter Mord konnte eben auch im Nachbarhaus passiert sein, ein Happy End gab's selten. „Peter Nidezki, haben Sie schon Ergebnisse aus dem Fall...", fragte Eduard Zimmermann immer in diesem leicht nasalen, sehr trockenen Tonfall am Ende der Sendungen und hoffte auf Zuschauerhinweise. Es ging um furchtbare Entführungsfälle oder heimtückische Morde, nach denen Spaziergänger zufällig am Ufer eines Flusses Leichenteile fanden. Davon hatte ich als Kind regelmäßig Albträume. Pat und ich quatschten uns richtig in Rage über die alten Zeiten. Etwas, was unsere Zuschauer dann hoffentlich auch tun, wenn sie die Helden ihrer Vergangenheit in unserer Sendung wieder zu sehen bekommen.

Die Nackenschmerzen wurden so schlimm, dass ich eine Ärztin kommen ließ. Sie erschien um 21 Uhr, gab mir eine Spritze und ein paar Tabletten. Die Schmerzen verschwanden.

Das war gestern Abend. Jetzt denke ich: „Da hast du dir den Schmerz wegspritzen lassen und merkst nicht mal, wenn deine Halswirbel den Nerv durchtrennen." Mir wird schlecht bei dem Gedanken. Ich will aber auf gar keinen Fall umfallen. Nicht hier, nicht vor dem Team. Ich gehe leicht schwankend in ein Nachbarbüro. Pat und Karin sind sofort bei mir. „Was ist los? Der Hals?", fragt Pat. „Ja, gib mir bitte ein Handtuch mit kaltem Wasser." Ich will den Nacken kühlen. Irgendwie hoffe ich, dadurch meinen Körper wieder in den Griff zu bekommen. Es funktioniert! Der Schwindel lässt nach. Oskar Lafontaine kommt gleich.

Wir haben schon mal eine Sendung für N24 mit ihm gemacht, als er in seinem Buch „Die Wut wächst" Schröders Politik der so genannten Neuen Mitte scharf kritisiert und damit die Genossen im Wahlkampf zur Weißglut gebracht hatte. Heute soll es um etwas anderes gehen: Um seinen Spontanrücktritt aus allen Ämtern im Frühjahr des Jahres 1999. Ich will mit ihm über Männerfreundschaft reden, über das Attentat, das ihn fast umgebracht hätte. Er kommt kurz vor 14 Uhr. Ich begrüße ihn. Wieder dieser leichte Schwindel.

Noch zwei Stunden bis zu meinem Schlaganfall.

Ich muss die Maske noch mal verlassen. Wieder ist mir schlecht, ich fühle mich wackelig. Intuitiv sage ich irgendwann zu Pat: „Ich glaube, jetzt ist ein guter Zeitpunkt, einen Krankenwagen zu rufen." Pat reagiert sofort. „Können wir wirklich die Lafontaine-Sendung ausfallen lassen?", frage ich. „Mach dir keine Gedanken!" „Ja, aber kann er nicht warten, vielleicht entdecken die in der Klinik sofort, was es ist, und ich komme wieder!" Olli Mielke erscheint: „Bitte mach dir keine Sorgen! Erst mal musst du jetzt wieder fit werden, okay?!!"

Zwei sehr tatkräftige, nicht übermäßig sensible Sanitäter erscheinen und bugsieren mich per Trage in den Krankenwagen. Oskar Lafontaine wünscht mir gute Besserung. Eine merkwürdige Situation: Ein ehemaliger Spitzenpolitiker samt Bodyguard, den er seit dem Attentat immer dabei hat, wird von mir weggeschickt, weil mir schlecht ist.

Noch eine Stunde bis zu meinem Schlaganfall.

Der Krankenwagen holpert über den Pullacher Kirchplatz, später heißt es, wir seien mit Blaulicht gefahren. Auf der schmalen Pritsche werde ich ziemlich durchgeschüttelt, aber das scheint niemanden zu beunruhigen. Durchtrennter Nerv hin oder her, liegt der Patient erst mal im Auto, braucht er nur Sauerstoff, scheint hier eine Regel zu lauten. Den verpassen sie mir per Maske reichlich.

Olli Mielke hat mich wohl als TV-Prominenten ankündigen lassen, denn ich werde in einen Extraraum gebracht, damit ich in der Unfallannahme unerkannt liegen kann. Als mich die beiden Sanitäter (Rumpelpumpel – Trage aus dem Auto. Rumpelpumpel – Patient schüttelnd über den Asphalt. Hauruck – Patient von Trage aufs Bett gezerrt) durch den Gang ins Krankenhaus fahren, denke ich sekundenlang, dass ich diese Szene kenne: Ich habe einmal in einer Folge von „Das Alphateam“ mitgespielt und wurde dabei mehrfach auf einer solchen Liege als schwerkranker Patient eingeliefert.

Kennen Sie das? Kaum gehen Sie nach langen inneren Kämpfen dann doch zum Zahnarzt, um dieses ständige Puckern im Kiefer behandeln zu lassen, ist es auch schon verschwunden. So geht es mir in der Harlachinger Notfallaufnahme. Ich muss auf´s Klo und stehe auf, wandere im Flur an einer unendlich langen Reihe Betten vorbei, in denen alte Menschen mit zum Teil offenen, zahnlosen Mündern liegen, schauerlich bestrahlt von kaltem Neonlicht. Ich finde die Toilette, alles klappt wunderbar. Ich fühle mich vollständig in Ordnung. Ich weiß, hier im Krankenhaus kann mir nichts passieren. In diesem Bewusstsein schlendere ich gemächlich zurück zu meinem Krankenbett.

Das war für Monate das letzte Mal, dass ich allein irgendwo hingegangen bin.

Die Producerin Pat Severin erscheint gegen 15 Uhr. Sie musste sich noch um Oskar Lafontaine und Drafi Deutscher kümmern, die mir beide Genesungswünsche ausrichten lassen. Ich spüre wieder diese Kopfschmerzen vom Vortag, dieses unbekannte Gefühl, das mir signalisiert, in meinem Körper spielen sich Dinge ab, die ich nicht kontrollieren kann. Panik steigt in mir auf. Ich habe Durst.

„Locker doch erst mal deine Krawatte", sagt Pat und öffnet mir den obersten Hemdknopf. Ich liege immer noch einsatzbereit für eine Fernsehsendung auf dem Bett. Anzug, Hemd, Krawatte – und geschminkt. Das muss merkwürdig aussehen, aber das ist mir im Moment ziemlich egal.

Stattdessen werde ich Zeuge einer eigenartigen Veranstaltung. Da mir so schwindelig ist, dass ich meine Augen schließen muss, höre ich nur immer wieder Stimmen von, so nehme ich an, unterschiedlichen Ärzten, die laut ihre Vermutungen äußern, was „der Patient", also ich, denn nun haben könnte. Leider verstehe ich nicht, was die vielen lateinischen Begriffe bedeuten, demzufolge weiß ich auch nicht, was mir nach Meinung der Ärzte fehlt. Und demzufolge kann ich auch nicht widersprechen, was ich wahrscheinlich tun würde, wäre ich mit einer Diagnose nicht einverstanden. Patienten kennen ihren Körper oft sehr gut, könnten also mithelfen bei der Suche, aber dazu werde ich nicht eingeladen. Migräne. Ich habe wahrscheinlich Migräne. Gut, das hatte ich in meinem ganzen Leben noch nicht, aber jetzt kann es schon sein. Ich rege mich langsam auf. Mir geht die Suche nach meiner Krankheit nicht schnell genug. Immer wieder stehen Ärzte und Pfleger um mich herum und diskutieren, um sich schnell wieder anderen Aufgaben in anderen Räumen zuzuwenden.

Mir wird übel. Ich bekomme etwas zu trinken. Ich spüre plötzlich, dass ich nur noch auf der linken Halsinnenseite das Bitzeln des Sprudelwassers wahrnehme. Ich teile diese Beobachtung mit. Ärzte kommen, es wird wieder diskutiert. Eine Schwester reicht mir eine Tablette. Dann sind Pat und ich wieder allein in dem Raum. Immer wieder lassen Ärzte und Pfleger die Tür offen stehen, immer wieder steht Pat auf und schließt sie. Der Lärm auf dem Flur macht mich nervös. Nur bei geschlossener Tür ist es hier ruhig. Ich übergebe mich zum ersten Mal. Es ist etwa 16 Uhr. Ja, das gehöre auch schon mal zum Erscheinungsbild einer Migräne. „Hat in Ihrer Familie irgend jemand Migräne?“, fragt mich ein besonders schneller und hochbeschäftigter Arzt. „Ja, meine Mutter“. „Ja, dann...“ Er eilt davon. Ich ärgere mich über mich selber, denn nach dieser Antwort würden sie wohl aufhören zu suchen, was es wirklich war ist. Migräne, klarer Fall. Ich kotze weiter. Pat hält mir eine Nierenschale hin und versucht, mich zu beruhigen. Den Höhepunkt des Tages hat sie sich wohl auch anders vorgestellt. Wieder bekomme ich eine Tablette. Wieder trinke ich. Wieder versuche ich zu erklären, dass ich meine rechte Halsinnenseite nicht mehr spüre.

Es kommt Bewegung in die Truppe. Mein Bett wird durch Flure geschoben, an Betten anderer Kranker vorbei, in einen Aufzug, durch einen Kellerflur, schließlich landen wir in einem anderen Hauskomplex. Mir ist so schlecht, dass ich die Tour durchs Haus kaum mitbekomme. An mir ziehen Stimmen vorbei, Labortüren und ein merkwürdig blaues Gebilde, in dem es wie an einem Sternenhimmel blitzt. Plötzlich wird es hell. „Können Sie auf den Behandlungstisch steigen?“ „Nein, bitte, mir ist schlecht.“

Hände zerren an mir, bis ich endlich auf diesem Tisch liege. Ich kann nur auf meiner linken Seite liegen, sobald ich mich auf den Rücken drehe, fängt ein irrsinniger Schwindel an. Eine Metallröhre wird über mich geschoben, ich soll ruhig liegen bleiben. Ich habe irgendwo gelesen, dass man in Kernspintomographen keine Metallgegenstände am Körper haben darf. Ich habe aber meine Uhr noch an. Mein Vertrauen in die Krankenhaus-Crew um mich herum ist begrenzt. Ich schreie: „Ich habe meine Uhr noch an!“ Da ist die Untersuchung auch schon vorbei. Der schnelle Arzt sagt: „Na, da haben wir doch schon mal eine gute Nachricht für Sie, Sie haben keinen Tumor.“ Toll. Dann ist ja alles super.

Es muss gegen 16.30 Uhr sein, als ich plötzlich ein Gefühl habe, meine rechte Nebenhöhle würde von einer schlaffen Luftballonhülle abgedeckt. So als sei mein Nasenloch verstopft. Ich halte das andere Nasenloch zu und bemerke irritiert, dass ich ohne Mühe durch das scheinbar verschlossene Nasenloch atmen kann. Die Panik wird immer größer. Ich werfe meinen Kopf ständig hin und her. Ich atme schwer und stoßweise. Wieder steht eine diskutierende Gruppe um mich herum. Ich sage: „Meine rechte Gesichtshälfte kommt mir wie gelähmt vor!“ „Ja, das kann bei einer Migräne vorkommen.“ Ich kriege wieder eine Tablette, die Diskutanten rauschen davon. Ich übergebe mich wieder. Pat macht das Licht aus, vielleicht kann ich schlafen. Mir ist hundeelend.

Jetzt kommen die Ärzte wieder. Offenbar ist jetzt auch ein Neurologe dabei. Wieder ereifern sich alle in ihrem Fachchinesisch. Ich verstehe nichts. Ergebnis: Mein Bett wird wieder mit hoher Geschwindigkeit über Gänge und Aufzüge und durch den merkwürdigen blauen Gang mit den Sternen in ein helles Labor gefahren. Mir ist hundeübel. „Wir müssen Sie untersuchen, bitte legen Sie sich auf den Rücken!“ „Ich kann nicht“, schreie ich zurück. „Ich kotze gleich wieder!" Die Untersuchung geht offensichtlich sehr schnell. Ich kriege das gar nicht mehr mit. Ich weiß nur, dass mein Bett zwischenzeitlich zum Gitterbett mutiert ist – wohl, damit ich nicht durch eine unkontrollierte Zappelbewegung herausfalle. Wieder würge ich.

Nach dem nächsten Kotzanfall denke ich unerwartet nüchtern über meine Situation nach. „So ist das also, wenn man stirbt." Ich bin ganz ruhig. Ich akzeptiere langsam, dass irgendetwas mit meinem Leben ganz anders läuft als geplant. „Sie haben auch kein Blut im Gehirn! Ja, das ist doch auch eine gute Nachricht." Der schnelle Arzt ist nicht mehr ganz so überzeugt, dass mich seine Worte aufheitern. Pat hat inzwischen einen anderen Mediziner angesprochen. „Sie haben gesagt, Herr Koschwitz sei in einer Stunde schmerzfrei. Jetzt sind fast zwei Stunden vergangen. Das ist doch kein Migräneanfall." Mein Magen ist leer, ich muss mich trotzdem immer und immer wieder übergeben. Ich liege auf der linken Seite. Jedes Mal „danach" geht's ein bisschen besser. Pat fragt mich, ob sie mir eine Geschichte erzählen soll, was ich nur mit einem ablehnenden „äh, äh" quittiere.

Gerade als das Licht angeht, und wieder ein paar Schwestern und Ärzte sich um mein Bett versammeln, machen sich plötzlich mein rechtes Bein und mein rechter Arm selbstständig. Sie zucken unkontrolliert in der Luft. Einer der Ärzte im Raum sagt leise: „Hoffentlich habe ich das, was ich gerade gesehen habe, nicht gesehen." Es muss etwa 17.30 Uhr sein. Meine Sprache verschlimmert sich. Ich spüre, dass ich mich nicht mehr richtig artikulieren kann. „Merken Sie nicht, dass alles immer schlechter wird. Ich kann nicht mehr sprechen. Meine rechte Seite ist gelähmt!" Die Panik hat mich jetzt vollends erfasst. Ich verstehe diesen Debattierclub nicht, den ich nicht sehen, sondern nur hören kann. Ich habe das Gefühl, die drücken ganz mechanisch nur auf Knöpfe anstatt mal genauer hinzusehen. Wenn ich Wehweh 1 habe, bekomme ich Medikament A, habe ich Wehweh 2, Medikament B usw. Ist denn hier niemand, der mich einfach mal richtig anschauen und sagen kann: „Herr Koschwitz, Sie haben das und das?"

Ich bin panisch und deshalb natürlich auch etwas unfair, denn es ist für Ärzte sehr schwer, in so einem Fall eine Diagnose zu stellen. Zu viele verschiedene Symptome können ein ähnliches Krankheitsbild erzeugen. Und ein Schlaganfall mit 46 ist einfach selten.

Gegen 18 Uhr erscheint der erlösende Engel: Dr. Maria Deckert-Schmitz. „Hören Sie auf, ständig Ihren Kopf hin und her zu bewegen. Jede Bewegung verursacht Übelkeit!" sagt eine herrische Stimme. Ich sehe durch ein Auge, dass sie keinen Arztkittel trägt, sondern ein beiges Kostüm. „Ich muss da mal was schallen", sagt sie mir und ihren umstehenden Kollegen. Plötzlich ist es in dem Raum herrlich ruhig. Was immer schallen auch sein mag, ich weiß, diese Frau bringt die Lösung. Es dauert noch zwanzig Minuten, bis ich in ihr Ultraschall-Labor gefahren werde. „Bleiben Sie ruhig so liegen auf der linken Seite", sagt sie. Der Raum ist relativ dunkel. Man kann die blaue Farbe der Bildschirme erkennen. Ein kaltes mit Fett eingeschmiertes Eisenteil wird an meinem Nacken entlang gefahren. „Was ich mir gedacht habe", höre ich. „Die Arterie ist zu. Jetzt noch die andere Seite."

Nach einiger Zeit sagt sie: „Also, Herr Koschwitz – ich kenne Sie übrigens aus dem Fernsehen – Sie hatten einen Kleinhirninfarkt. Einen Schlaganfall. Prognose gebe ich Ihnen keine, aber es ist schon mal gut, dass Sie hier sind. Wir müssen Sie über Nacht beobachten, deswegen lassen wir Sie hier auf der Intensivstation." Schlaganfall. Na, das ist ja endlich mal eine klare Aussage. Ich fange sofort an zu rechnen: Wir haben in der Redaktion mächtig vorgearbeitet, so dass wir vier Sendungen „Koschwitz" Vorlauf haben. Das bedeutet im Klartext: Ich kann eine Woche im Krankenhaus liegen, ohne dass auch nur einem Zuschauer irgendetwas auffällt. Ich bin beruhigt, bis mir klar wird, dass dieser Schlaganfall, auch wenn er leicht zu sein scheint, mich doch etwas länger als eine Woche außer Gefecht setzen könnte...

Schlaganfall!

Der von mir so geliebte Heinz Erhardt hatte nach seinem Schlaganfall überhaupt nicht mehr arbeiten können, weder schreiben, geschweige denn auf einer Bühne auftreten. Vielleicht, so schießt es mir plötzlich durch den Kopf, werde ich auch nie mehr im Fernsehen auftreten können. Oder im Radio. Das Reden fällt mir schwer. Langsam aber sicher begreife ich, dass sich mein Leben gewaltig ändern wird. Nie mehr Radio. Nie mehr Fernsehen. Ausgespielt. Ich liege eingerollt in meinem Bett wie ein Baby. Ich habe drei Stunden lang gegen meinen Brechreiz gekämpft und immer verloren, gegen meine irrsinnige Panik und gegen eine Horde von Diskutanten, die nur mein Bestes wollte, weil sie einem 46-Jährigen einfach keinen Schlaganfall attestieren konnte. Bis der rettende Engel gekommen ist und mich aus meiner Sprachlosigkeit befreit hat. Ich hatte gewusst, dass irgendetwas viel Schlimmeres meinen Körper erreicht hat, sie hat es bestätigt. Jetzt, in diesem Moment der klaren Erkenntnis, geht´s mir gut. Ich liege erschöpft in meinem Gitterbett und frage mich, was mir das Leben von jetzt an bieten würde. Das klingt unglaubwürdig, das klingt zu gefasst, ich weiß. Aber so ist es. Ich fühle mich ohnmächtig.

Im wahrsten Sinne schlagartig ist mir alles aus der Hand genommen worden, was ich bislang beeinflussen konnte. Denn nach der Diagnose ist mir völlig klar, dass ich das Krankenhaus nicht nach einer Woche bereits wieder verlassen oder das nächste Vierteljahr für N24 arbeiten können würde. Alle Ideen für die nächsten Monate waren jetzt umsonst. Alle Pläne, neue berufliche Felder für mich zu erschließen, unnötig: So, wie ich jetzt hier liege, wird mich kein Mensch mehr beschäftigen wollen. Nicht in dieser Welt der Eitelkeiten, in der Aussehen und schnelles Reagieren das Wichtigste sind. Ich bin nicht wehleidig und bade mitnichten in Selbstmitleid! Aber ich verstehe plötzlich, dass jetzt eine neue Zeitrechnung für mich beginnt. Beginnen muss.

Kennen Sie die Geschichte von Tom Sawyer und Huckleberry Finn? Vor allem den Teil, in dem die beiden als tot gelten und ihrer eigenen Beerdigung zuschauen? Ich gebe zu, dieses doch etwas unpassende spitzbübische Gefühl beschleicht mich tatsächlich in dieser prekären Lage. Was wird jetzt wohl passieren? Wie viele Menschen sich um mich sorgen, mir Grüße schicken, an mich denken und sogar für mich beten würden, nachdem sie durch die geballte Medienmacht von meinem Schlaganfall erfahren, kann ich noch nicht erahnen. Ich befinde mich an diesem Freitagabend in einer Art luftleeren Raum. Mein Körper hat mich ausgebremst. Ich habe mich übernommen, soviel ist mir klar. Die Konsequenzen daraus allerdings noch nicht.

Pat und Olli sorgen unterdessen dafür, dass sowohl meine Freundin Cindy als auch mein Sohn Tim sofort informiert werden. Pat hat außerdem meinem Redaktionsleiter Matthias Grau von N24 aufs Band gesprochen, damit er die nächsten Wochen planen kann. All das nehme ich nur am Rande wahr. Wohl so gegen 21 Uhr bringt man mir ein Telefon: „Papa, hier ist Tim, ich bin ab Morgen bei dir!" „Schön", sage ich nur. Reden fällt mir schwer. Tim würde kommen und alles in die Hände nehmen. Meine beiden Kinder haben die Fähigkeit, in schwierigen Situationen einen kühlen Kopf zu bewahren. Tim ruft noch am Freitagabend Freunde und Verwandte an, um sie zu informieren, immer mit dem Zusatz, einer Beschwörungsformel gleich: „Wenn's einer schafft, dann mein alter Herr."

Freitag, 4. Oktober, 19.30 Uhr

In Hamburg fährt meine Freundin Cindy mit hoher Geschwindigkeit im Auto ihrer Mutter zum Flughafen Fuhlsbüttel. Sie hatte mehrere Stunden nichts von mir gehört, was sie auch unter normalen Umständen bereits beunruhigt, und nun diese Nachricht: Schlaganfall! Vor lauter Tränen kann sie kaum etwas sehen, aber sie lässt ihre Mutter nicht ans Steuer, sie will selber fahren, alles andere geht ihr nicht schnell genug. Drei Stunden später steht sie in München auf der Intensivstation an meinem Bett. Ihr Gesicht ist blass. Sie greift meine Hand. Ich kann sie nicht sehen, denn wegen des Schwindels halte ich die Augen geschlossen. Ich höre ihr übliches, leises: „Na?“, ich murmele irgendetwas, sie steht am Bett und weint. Sie hat Angst. Angst, dass ich diese Nacht nicht überleben werde. Mit diesen Gedanken legt sie sich in das für mich reservierte Hotelbett, um fast gar nicht zu schlafen.

Als Pat Severin an diesem Abend nach Hause fährt, hat sie Großes geleistet. Sie hatte alles perfekt vorbereitet für drei Shows, die wir eigentlich produzieren wollten. Alle Gäste waren pünktlich. Sie hatte ihr Team und ihren Moderator bestens gebrieft. Und als alles über den Haufen geschmissen werden musste, weil ich ins Krankenhaus gebracht wurde, reagierte sie schnell und überlegt – so als sei es völlig normal, dass man seinen Moderator mitten in der Produktion verliert und ihn ins Krankenhaus begleitet. Mich, einen Moderator, den sie bis dahin praktisch auch nur aus dem Fernsehen kannte. Für den Abend war eigentlich ein gemeinsames Essen mit ihrem Chef und mir geplant. Wir wollten meine Fernsehzukunft diskutieren. Aber die großen Fernsehpläne, mit denen der Tag angefangen hatte, sind innerhalb weniger Stunden komplett verflogen: Pat weiß nicht, ob ihr Moderator je wieder im Fernsehen erscheinen kann. Und statt zu produzieren hatte sie auf Ärzte eingeredet, Schwestern gebeten, mir zu helfen und schließlich versucht, mich zu beruhigen. Diesen Tag jedenfalls wird sie nie mehr vergessen. Und sie hat keine Sendung mehr.

Samstag, 5. Oktober

Während sich also eine Reihe von Menschen um mich sorgen, erlebe ich meine erste, ziemlich unruhige Nacht im Klinikum Harlaching. Nach diesem harten Tag würde mir eine durchschlafene Nacht gut tun. Aber eine aus meiner Sicht völlig übermotivierte Krankenschwester fordert mich alle halbe Stunde auf, ihr doch bitte die Hand zu geben, was ich versuche, was mir aber nur mit der linken Hand wirklich gelingt. Meine rechte Hand ist merkwürdig taub, und ich kann nicht ermessen, wie stark mein Händedruck wirklich ausfällt. Ich habe den Eindruck, mich haben die Kräfte verlassen. Außerdem möge ich doch bitte mein rechtes Bein heben, dann das linke (das rechte schlackert ein bisschen), den rechten Arm und den linken Arm. Und ja, es sei mühsam, aber ich solle bitte beide Augen öffnen, um in irgendeine Funzel zu schauen, die mir die Schwester fuchtelnd vors Gesicht hält.

Zu jeder dieser Prozeduren gehört auch das Blutdruckmessen. Doch diese Ruhestörung, die ich ab dem zweiten Mal für ziemlich unnötig und für eine speziell bayerische Art der Christenverfolgung halte, ist nicht alles. Dazu kommt ein EKG-Gerät, das mir viel zu empfindlich eingestellt zu sein scheint. Man hat mir die Brusthaare wegrasiert, um dort sechs Plastikelektroden zu befestigen. Die sollen meine Herzströme messen. Nachteil dieser Plastikteile: Sie lösen sich in den unpraktischsten Momenten ab. Das wiederum löst Alarm in dieser Elektrokiste über mir aus, so dass die Schwester erscheinen muss, die sich wiederum die Gelegenheit nicht entgehen lässt, mich zu bitten, ihr meine Hand zu geben. Nur am Rande sei erwähnt, dass auch meine Infusionsflasche sofort anfängt, fiepsende Alarmsignale von sich zu geben, sobald ich meinen Kopf auf meinen linken Arm lege, weil sich dadurch die Infusionsnadel verbiegt.

Wir liegen zu viert auf der Intensivstation. Ein Bett weiter, hinter mir, liegt Herr Quweitsch, ein Nachname, den ich mir deshalb so gut merken kann, weil er von der sächselnden Krankenschwester wie „Quatsch" ausgesprochen wird. Herr Quweitsch röchelt und hustet, dass es eine Qual ist. „Herr Quweitsch, sollen wir nicht lieber absaugen, dann ist's doch auch für Sie leichter." „Naa", tönt es urbayerisch aus dem Nachbarbett. Der Mann hat Haltung, denke ich noch, als sich die Schwester schließlich durchsetzt. „Doch, Herr Quweitsch, wir müssen!" Die Prozedur hört sich furchtbar an. Sehen kann ich sie nicht. Aber meine Fantasie malt sich Szenen aus, denen ich eigentlich nicht beiwohnen will. „Herr Quweitsch, isses jetzt besser?" „Ja", höre ich ihn leise sagen, froh auch diese Folter überstanden zu haben. Dann das Umlegen. „Herr Quweitsch, wir müssen Sie drehen...!" „Jo, owa mei Schulda." „Ja, Herr Quweitsch, aber Sie dürfen nicht die ganze Nacht immer nur auf derselben Seite liegen!" Zu zweit drehen die Schwestern den armen Herrn Quweitsch, der das mit ein paar kräftigen bayerischen Flüchen begleitet. Dann kehrt wieder Ruhe ein, allerdings nur kurz. Denn Herr Quweitsch will heute Nacht ein paar Wälder vernichten.

Sein Schnarchen lässt mein Bett leise erzittern. Diesem enervierenden Geräusch kann ich nur eines meiner Warnsignale entgegensetzen. Das geht ganz leicht, ich muss lediglich die schmerzende Klammer von meinem rechten

Ringfinger abziehen, die den Sauerstoffgehalt meines Blutes misst, schon piepst der Alarmton auch den Waldarbeiter Quweitsch nieder. Das hat sofort Konsequenzen. Zum einen eine Ermahnung durch die Schwester, die Sauerstoffmessung sei doch so wichtig, zum anderen: „Geben Sie mir bitte mal Ihre Hand." Irgendwann verliere ich das Zeitgefühl.

Normalerweise beginnt in Krankenhäusern morgens zwischen 5 und 6 Uhr die Hektik. Es scheint der Ehrgeiz der Nachtschicht zu sein, die Patienten gewaschen an die Frühschicht zu übergeben. Dieses Vorgehen beschließt den Reigen der nächtlichen Ruhestörungen mit einem feuchten Höhepunkt. Glücklicherweise ist man in Harlaching von diesem Blödsinn abgekommen. Richtig tief geschlafen habe ich heute nur zwischen 6 und 8 Uhr. In der Zeit wollte niemand meine Hand schütteln, die sich eh´ taub anfühlt.

Ich werde erst wach, als Kaffeegeruch durch den Raum strömt und ein Pfleger mit griechischem Aussehen und bayerischem Akzent mir anbietet, mich etwas zu waschen: „Wolln`s die Zähne putzen?" Wie denn? Ich kann mich ja kaum bewegen. Überhaupt: Die Vorstellung, mich jemals wieder bewegen zu müssen, verursacht mir sofort Übelkeit. Also passiert alles im Liegen. Kopf bewegen, Oberkörper anheben, all das geht nicht. Mir fällt erst gar nicht auf, dass ich weder etwas zu essen noch zu trinken bekomme. Das Hungergefühl bleibt aus. Dann wird mir klar: Die Infusion sorgt ja für alles. Auf´s Klo muss ich trotzdem. Männer haben's hier etwas komfortabler als Frauen. Es gibt Flaschen, mit denen man dieses Problem löst. In diesem Zusammenhang gewöhne ich mich an den Knopf an meinem Bett. Wenn man ihn drückt, erscheint sofort jemand. Kopfschmerzen, Pippi, Durst – roter Knopf. Ohne den wäre ich verloren.

Cindy kommt um 9 Uhr. Sie sieht deutlich blasser aus als ich. Sie hält meine Hand, streichelt sie und schweigt. Sie hat kaum geschlafen. Es ist sehr beruhigend, dass sie da ist. Einfach nur so.

Wie im Halbschlaf nehme ich wahr, dass mein Sohn eintrifft. Auch Tim ergreift meine Hand. Zum ersten Mal spüre ich, was für eine Pranke er hat. Bewusst habe ich seine Hand das letzte Mal gehalten, als er zwölf war. Tim richtet mir Grüße von Anne, meiner Tochter und Ulli Ende, dem ehemaligen N24-Chef, aus und versucht, gute Laune zu verbreiten. Ich riskiere ein Auge, weil ich wissen will, wie die beiden aussehen. Tim und Cindy sitzen da und schauen unglücklich drein.

Als Tim Koschwitz am späten Freitagnachmittag von meinem Schlaganfall erfuhr, war er im Funkhaus Aschaffenburg und machte dort seine tägliche Nachmittagssendung für Radio Primavera. Er freute sich auf den nahenden Feierabend und auf Samstag, denn das ist der Tag, an dem er zu Planet darf. Planet Radio ist nicht irgendeine Radiostation. Wer auf Planet sendet, ist hip. Der derzeitige Superstar der Station ist Rob Green, ein ziemlich durchgeknallter Engländer, der kurz, prägnant und witzig formuliert und so seine Fans begeistert. Mich auch. Tim verehrt ihn und möchte bald genauso erfolgreich sein. Rob ist meistens samstags auch im Sender. Schon deshalb würde es ein Supertag werden, einmal abgesehen davon, dass man Planet in ganz Hessen hören kann, und dass Tim seinen

Nachnamen nicht sagen muss, der ihn immer gleich mit mir in Verbindung bringt, was ihn stört. Immer nur der Sohn zu sein „von“ nervt auf die Dauer ganz schön. Tims Verhältnis zu mir ist – glaube ich – sehr gut.

Sowohl mit meiner Tochter Anne als auch mit ihm kann ich nahezu alles besprechen. Er erzählt mir auch Dinge, die ich früher nie zu Hause angesprochen hätte, etwa, wie er seine Freundin kennen gelernt hat. Aber auch, ob und wie sein Senderchef mit ihm zufrieden ist. Nach dem alarmierenden Anruf von Olli Mielke war Tim klar, dass er schnellstmöglich mehrere Sendungen abtreten musste, um am nächsten Morgen sofort nach München aufbrechen zu können. Sowohl der Chef von Planet, Andreas Schulz, als auch Lothar Steigerwald von Primavera reagierten sehr unkompliziert: „Alles andere ist jetzt wichtiger als die paar Sendungen. Sehen Sie zu, dass es Ihrem Vater wieder gut geht. Bleiben Sie eine Woche. Wenn Sie Geld brauchen, einfach nur melden, wir regeln das schon!“

Tim fuhr zusammen mit seiner Freundin Janine mit dem Zug von Seligenstadt nach München. Noch war nicht klar, welche Konsequenzen der Schlaganfall für seinen Vater haben würde. Was, wenn damit dessen Medienkarriere beendet wäre? Am frühen Vormittag kamen die beiden in München an. Pat Severin brachte sie ins Hotel, wo sie auf meine Freundin Cindy trafen, die verloren am Frühstückstisch saß und keinen Bissen herunter bekam. Das Pikante an dieser Situation war, dass sich die drei noch gar nicht kannten! Es war wie in einem schlechten Film. Die viel zu junge Freundin des alten Vaters, der – übertrieben gesagt – auf dem Sterbebett liegt, trifft auf die Familie. Aber die drei meisterten die Situation bravourös. Sie legten fest, dass Cindy zuerst ans Krankenbett gehen sollte, dann Tim. Janine hielt sich noch im Hintergrund.

Später kommt noch Pat vorbei, um zu sehen, wie es mir nach der ersten Nacht geht. Auch sie hält lange nachdenklich meine Hand fest. So ein (Schicksals-) Schlag verbindet selbst Menschen miteinander, die sich vorher „nur" beruflich kannten und privat nichts miteinander zu tun hatten.

Zu diesem Zeitpunkt habe ich schon eine kleine Odyssee in der Harlachinger Klinik hinter mir. Mein Bett wurde – viel zu ungestüm für meinen Schwindel – durch lange Flure, Aufzüge und Gänge in ein Labor gefahren, in dem ein Kernspintomograph steht. Wieder rollte ich durch den langen, dunklen, scheinbar blauen Gang, in dem es merkwürdig glitzerte. Sterne? Lämpchen? Ich schwor mir: Sollte ich je wieder gehen können, wollte ich diesen Gang genauer untersuchen.

Das Ziel war der Kernspintomograph, eine lange Röhre, in die man fast gänzlich hineingeschoben wird und die dazu dient, genaue Aufnahmen vom Inneren des Gehirns zu machen. Das Gerät funktioniert mit sehr starken Magnetfeldern, aber zum Glück habe ich keine Piercings, die hätten sonst ein interessantes Eigenleben begonnen. Ein anderes Problem war schwerwiegender. Sobald ich aus meiner linken Liegeposition auf den Rücken gedreht wurde, überkam mich eine große Übelkeit. Aber genau so sollte ich dort eine unendlich lange halbe Stunde liegen, eingepackt in eine Decke, mit schweren Kopfhörern als Schutz vor der lauten Maschinerie. Ich bekam außerdem einen Knopf in die Hand gedrückt, damit ich bei einem eventuellen klaustrophobischen Anfall in der engen Röhre sofort Alarm schlagen könnte.

Mir ging es miserabel. Ich fühlte mich in der Röhre wie im Zentrum eines veritablen Schiffsdiesels, der mit mehreren zehntausend PS im Abstand von 10 cm um mich herum gefährlich wummerte. Plötzlich wurde es leiser, es knackte, es tickte, um dann wieder loszuknattern, als gelte es, ein Wettrennen zu gewinnen. Nach einiger Zeit erkannte ich ein Schema in der ganzen Knatterei.

Ich versuchte, die verstreichende Zeit in Knackeinheiten zu unterteilen, um beurteilen zu können, wann es mir wahrscheinlich zu viel würde, wann der Kotzreiz eben nicht mehr zu unterdrücken wäre. „Noch zwei dieser Durchläufe", dachte ich, „dann drückst du den Knopf." Meine Übelkeit nahm zu. Wieder knatterte die Maschine eine Runde. Ich versuchte mir auszumalen, dass auch Astronauten vor dem Start in solch´ engen Sitzen liegen, und die Übelkeit sicherlich auch bei ihnen irgendwie dazu gehörte. Ich durfte mich nicht bewegen, sonst würden die Bilder vielleicht verwackeln. Wieder setzte die Maschine zu einem Durchlauf an. Die Verlockung, den Knopf zu drücken, wurde immer größer. Andererseits versuchte ich mir klar zu machen, dass ich dann wohl den ganzen Durchlauf noch mal in voller Länge würde absolvieren müssen. Ich biss die Zähne zusammen. Nun hatte ich bereits fünf Durchläufe mehr als ich eigentlich abwarten wollte überstanden. In einer der Knatterpausen fragte ich leise und wohl kaum außen hörbar: „Wann isses denn endlich vorbei?!" Die Schwester schien ein Einsehen zu haben. Ich wurde aus der Röhre gezogen und durfte mich endlich wieder auf die linke Seite legen. Meine Innereien beruhigten sich langsam. Ich wurde zurückgeschoben. Können Sie sich vorstellen, wie schön es war, nach „Hause“ zu kommen?

Samstagnachmittag, 16.45 Uhr

Tim schickt plötzlich alle anderen Besucher freundlich, aber sehr bestimmt in die Zigarettenpause, greift meine Hand und sagt: „Ich schaff' das schon, aber das hier ist jetzt die Situation, die am wenigsten eintreffen durfte. Weißt du, wenn Oma stirbt oder meine Freundin spinnt, kann ich immer dich anrufen. Du hast immer eine Idee, wie's weitergehen kann. Aber jetzt, jetzt kann ich dich das erste Mal nicht anrufen.“

Samstagabend, 20.30 Uhr

In Berlin sind an diesem Samstagnachmittag alle gut gelaunt. Hertha hat mit 2:1 den 1. FC Nürnberg platt gemacht. Und das, obwohl die Berliner in der 1. Halbzeit noch mit 0:1 zurücklagen. Ein guter Grund, in unserer Stammkneipe „Mutter“ das eine oder andere Pils zu kippen. Andreas Frutiger ist einer der Stammgäste. Böse Zungen behaupten, ihm müsse schon die Inneneinrichtung gehören, so viel Geld habe er dort bereits gelassen.

Fruti liebt seine Hertha, und er liebt es, wenigstens am Wochenende in seinem Berlin zu sein, wenn er schon innerhalb der Woche quer durch Deutschland unterwegs sein muss. Er berät Radiostationen und entwickelt Konzepte, wie diese ihr Programm besser gestalten können. Fruti, wie er überall genannt wird, ist kein schlimmer Trinker, auch wenn sein Oberkörper komplett tätowiert ist, und man von seinem Erscheinungsbild her den Eindruck gewinnen könnte, spätestens nach der zweiten Flasche Bier sei „nicht gut Kirschen essen“ mit ihm. Eigentlich verträgt Fruti kaum Alkohol, was dazu führt, dass er, wenn er mal was trinkt, ziemlich schnell besoffen ist und für gute Laune sorgt, sich just daran aber am nächsten Tag nicht mehr erinnern kann. Fruti also will ordentlich den Herthasieg feiern.

Die Stimmung nähert sich bereits dem Höhepunkt, als Frutis Handy klingelt. In all dem lauten Stimmengewirr der „Mutter“ erkennt er die Stimme meines Sohnes Tim erst nach einiger Zeit. Fruti freut sich über Tims Anruf, denn da auch er mit dem geliebten Radio zu tun hat, gehört er quasi zu seinem Freundeskreis. Tim sitzt zu diesem Zeitpunkt in München ebenfalls in einer Kneipe, zusammen mit Janine und Cindy, die endlich etwas essen sollen. Auch in der Münchener Kneipe ist es laut, Bierkrüge werden aneinandergestoßen, die Gäste rufen durcheinander. „Papa hat einen Schlaganfall“, sagt Tim zu Fruti. „Wo hängst du denn ab?“, schreit Fruti zurück, der schon wegen der Kneipengeräusche im Hintergrund Tims Aussage nicht recht ernst nimmt. Denn wenn Tims Vater einen Schlaganfall gehabt hätte, so Frutis Überlegung, säße sein Sohn jetzt nicht gut gelaunt in einer Kneipe. „Wo seid ihr denn? Ist Koschwitz auch schon betrunken?“ Fruti ist wirklich in blendender Laune. „Kleener, meld´ dich mal nächste Woche, wenn ick wida nüchtern bin, vastehste!“ Tim verfällt auch gern ins Berlinerische: „Nee, det is ernst!“ Lachend legt Fruti auf. Erst Minuten später stockt er. „Was, wenn das alles stimmt?“

Frutis Vater hatte vor ein paar Jahren einen schweren Schlaganfall und danach wochenlang nicht einmal seinen eigenen Sohn erkannt. Das hatte Fruti tief getroffen, obwohl der aus allen Dramen seines Lebens immer Comedy zu machen versteht. Wir lachten Tränen, als er lange danach mal schilderte, wie sein Vater in dieser Zeit einmal versuchte, mit ihm einen ernsthaften Dialog zu führen – allerdings in Spanisch, weil er nicht wusste, in welchem Land er gerade war. Kein Mensch verstand den Vater. Der wollte aber nur einen kratzenden Krümel aus seinem Rücken entfernt haben. Nur wer an dem Abend damals sehr genau hinsah konnte sehen, dass Frutis Lachtränen eigentlich echte, ernste Tränen waren. Niemand verliert gerne seinen Vater in ein Reich, zu dem man keinen Zutritt hat.

In der „Mutter" wählt Fruti Tim im Vier-Minuten-Takt an: „Stimmt det?", fragt er, „hatte Koschwitz wirklich einen Schlaganfall?" Fruti nennt mich immer Koschwitz. Auch in der Anrede: „Sieh eins, Koschwitz, der Fall ist... usw." Fruti kämpft gegen den Rausch an. „Ick fahre morjen gegen sechse los. Bin mittags in München. Wo liegt denn der Kleene?" Etwa noch fünf Mal klingelt Fruti bei Tim an. Er kann es einfach nicht fassen. Die Hertha-Party ist für ihn gelaufen. Er geht sofort nach Hause.

Zur gleichen Zeit wird in Köln der „Deutsche Fernsehpreis" gefeiert. Die typischen Bilder von immer tiefer dekolletierten Schönen auf dem roten Teppich, Fotografenscharen, Blitzlichtern, kreischenden Fans und Belanglos-Interviews vor eilfertig hingehaltenen Kameras, flimmern über die Bildschirme. Ein schönes Kunstwerk der Aufgeregtheiten, mit dem die Branche Jahr für Jahr versucht, den Glamour zu verbreiten, den sie ihrer Selbsteinschätzung nach verkörpert. Mich durchfährt immer ein angenehmes Kribbeln auf solchen Veranstaltungen.

Ich hatte diesmal sogar die Einladung zum fünfzigsten Geburtstag eines alten Freundes abgeschlagen, nur um dort zu sein. Ich fürchte, ich hatte immer schon mehr Zeit für die Medienwelt als für Freunde und Bekannte. Natürlich kann man die unendliche Eitelkeit beklagen, die sinnfreien Dialoge und das scheinheilige Getue der Stars, aber ich liebe diese Bälle der tausend Gesichter, die Geschichten und Schicksale, die Show und die Übertreibungen, das Zur-Schau-Stellen der eigenen Einzigartigkeit und das Vorspielen des ständigen großen Erfolges. Und am Ende ist es einfach ein schönes Fest. Allerdings nicht immer für alle: Olli Mielke, der Produzent von „Was macht eigentlich...?“ produziert auch Sendungen wie die „Bullyparade“, oder „Blondes Gift“ mit Barbara Schöneberger. Für diese Show hatte er sich im Stillen einen Preis erhofft, war sie doch bis hin zum „Spiegel“ positiv besprochen worden. Aber nein, der Preis geht woanders hin.

Doch das ist für mich an diesem Samstagabend nicht wirklich wichtig. Ich liege auf meiner linken Seite, höre dem gleichmäßigen Schnarchen von Herrn Quweitsch zu, denke lange über die Sätze meines Sohnes vom Nachmittag nach und entdecke etwas viel Wunderbareres als all die glitzernde Partywelt: mein Leben.

Sonntag, 6. Oktober

Um 0.34 Uhr erblickt Felix Scheuermann in der Frauenklinik Köln das Neonlicht des Lebens. Andreas Scheuermann, mein Anwalt, hatte schon seit Wochen keine Termine außerhalb der Domstadt mehr wahrgenommen, um nur ja nicht die Geburt seines Sohnes zu verpassen. Jetzt ist er endlich da. Das glückliche Ende eines ansonsten harten Samstagabends. Einige Stunden vorher hatten gleich zwei Fernsehdirektoren Andreas Scheuermann auf dem Handy erwischt: Claus Larass und Andreas Bartl. Die Informationskette bezüglich meines Schlaganfalls war am Samstagnachmittag nur langsam in Schwung gekommen, weil mein Redaktionsleiter Matthias Grau erst dann sein Handy abgehört hatte. Grau informierte zunächst den Chefredakteur, der seinerseits den Informationsvorstand der ProSiebenSat.1 Media AG, Claus Larass, anrief. Der wiederum wollte Genaueres erfahren und erreichte schließlich Andreas Scheuermann, der zwar durch Olli Mielke schon informiert worden war, aber natürlich auch nicht genau wusste, wie's mir ging. Wie sollte man jetzt weiter vorgehen? Wie lange würde ich im Krankenhaus liegen müssen? Was sollte bis dahin mit der Sendung „Koschwitz" auf N24 passieren? Wiederholungen senden? Auch wenn Claus Larass mich, wie schon lange vorher beschlossen, aus allgemeinen Finanzgründen feuern musste, hieß das jedoch nicht, dass wir nicht eine gewisse Sympathie füreinander empfanden.

Sehr zum Leidwesen von Astrid Scheuermann flitzte ihr Mann auch nach Beginn ihrer Wehen immer zwischen Kreißsaal und Flur hin und her, um weitere Dinge im Fall

Koschwitz zu organisieren. Andreas Bartl rief ihn an: „Haben Sie schon gehört, dass Koschwitz einen Schlaganfall hatte?“ „Ja, gestern Abend.“ „Furchtbar, der ist doch gar nicht so alt.“ „Ja, das ist furchtbar, zumal wir jetzt gerade anfangen wollten, bei Kabel 1 durchzustarten.“ „Machen Sie sich da mal keine Gedanken! Sagen Sie Herrn Koschwitz, er soll in Ruhe gesund werden. Er macht die Show auf jeden Fall! Und wenn es nächstes Jahr wird. Wir warten auf ihn!“ Solche Reaktionen aus der Fernsehwelt sind selten. Andreas Scheuermann schaltete zufrieden sein Handy aus und konnte sich endlich ganz seiner Frau widmen.

Sonntag, 6. Oktober, 8.43 Uhr

Ein grauer Frühherbstmorgen. Ganz leise weht von der Station Radio-Gesäusel zu mir herüber. Es ist furchtbar. Jetzt Radio hören zu müssen, halte ich nicht aus. Es ist, als ob auf meinen Nerven Geige gespielt würde. Ich bin sehr gereizt. Drücke den roten Knopf. Bitte um Ruhe. Bitte keine Medien, nichts, auf das ich mich konzentrieren muss. Jetzt, erst jetzt, spüre ich meine rasenden Kopfschmerzen, meine Nackenschmerzen. Dass mein Körper ernst gemacht hat. Das ist keine Drohung mehr, das ist der Ernstfall.

Ich versuche, mir die Welt klar zu machen, in der ich mich nun befinde: Gleich würde eine Krankenschwester kommen und mich bei einer Katzenwäsche unterstützen, alles im Liegen. In meiner Nase steckt ein Schlauch, der mich mit genügend Sauerstoff versorgen soll. Wenn ich die Schaumstoffverdickung an seinem oberen Ende mit der rechten Hand greifen will, schlackert mein Arm, bis er endlich das

Ziel gefunden hat. Ich prüfe meine Beine. Kraft habe ich noch, die Zehenspitzen kann ich auch noch bewegen, also alles in Ordnung. Nur diese Kopfschmerzen! Wie eine fest gespannte Klaviersaite scheint sich eine schmerzende Sehne von meinem Nacken über meinen Hinterkopf bis hoch zu meiner rechten Schläfe zu ziehen. Immer wieder drücke ich einen Finger auf die Schläfe, um diesen Schmerz vorübergehend zu mildern.

Kennen Sie den wunderschönen und traurigen Film mit Keanu Reeves „Sweet November"? Keanu Reeves spielt darin einen Werbemanager, der von morgens bis abends nur über „seine" neuen Produkte nachdenkt. Selbst der Geschlechtsverkehr mit seiner Freundin ist genau getimet. Er muss fertig sein, bevor es sieben Uhr ist. Dann klingelt der Wecker, er muss aufstehen, neue Hot Dogs zum Frühstück (!) ausprobieren und anschließend in den Betrieb eilen und Erfolg haben. Das geht solange gut, bis eine Frau, die – wie er – ihren Führerschein durch eine Nachprüfung wieder erlangen will, wegen ihm durchfällt und folglich darauf angewiesen ist, dass er in seinem Auto einige Besorgungen für sie erledigt. Da er Schuld ist an dieser Situation, soll er ihr einen Gefallen tun. Er geht darauf ein.

Sie wünscht sich von ihm, dass er ihr einen Tag schenkt. „Ausgeschlossen!" brüllt er, „was sollen meine Kunden von mir denken? Die Firma?" Aber schließlich willigt er ein. Sie verleben einen wunderschönen Tag am Meer, sie kochen und reden. Sie wollte seine Zeit. Und damit dem hektischen Mann aus dem Medienbusiness in Wahrheit Zeit schenken, für sich selbst! Eine kluge Frau. Hier kommt das Phänomen „Krankheit" ins Spiel, über das ich nach dem

4. Oktober immer häufiger und immer interessierter nachdenke. Diese hinreißende Frau, im Film dargestellt von Charlize Theron, war unheilbar an Krebs erkrankt. Sie wusste, sie hatte nur noch wenige Monate zu leben und so versuchte sie, das Wertvollste, Unwiederbringlichste des Lebens, ihre Zeit, mit einem Mann zu teilen, der den Reichtum dieser Welt nicht mehr sieht.

Bis zum 4. Oktober hatte mein Leben die letzten drei Jahre viel Ähnlichkeit mit dem des gestressten Werbefuzzis im Film (mal abgesehen von dem getimeten Geschlechtsverkehr vielleicht). Bei mir klingelte morgens um 6 Uhr der Wecker, wenig später liefen alle drei Fernseher in meiner Wohnung. Das Morgenmagazin von ARD und ZDF diente zur Einstimmung auf den Tag. Politikerinnen und Politiker lassen sich gerne zu dieser frühen Stunde in Sendungen einladen, wissen sie doch, dass sie damit die Themen des Tages bestimmen können. „...sagte CSU-Generalsekretär Goppel heute in der ARD." Derartige Pressemeldungen werden hektisch verbreitet, und jeder Journalist weiß sogleich, welche Themen an diesem Tag in Radio- und Fernsehsendungen und am nächsten Tag etwas ausführlicher in den Zeitungen eine Rolle spielen werden. Häufig saßen Gäste, die ich später auf N24 in meiner Sendung haben würde, schon im Morgenmagazin, und ich konnte mir meine Strategie für den Abend besser zurechtlegen. Dann duschen. Kleines Frühstück mit Quark und Früchten. Viel trinken.

Kurz vor sieben eine kurze Fahrt ins Fitnessstudio, wo mich jeden Morgen geduldig Simon erwartete. Er betreute mich bei meinem Versuch, fit zu bleiben. Alle zwei Tage trainierte ich mit ihm. Die übrigen Tage lief ich eine Stunde durch den Tiergarten. Schon während des Laufens klärte sich mein Tagesablauf: Welcher Gast kommt wann? Kenne ich schon das neueste Buch, den neuesten Film meines Gastes? 9.00 Uhr Redaktionskonferenz. Kurzes Abstecken des Tagesplans. Anschließend Zeitung lesen. 11.00 Uhr Briefing für den ersten Gast. Silke Teichmann, die Redaktionsassistentin, sitzt zu diesem Zeitpunkt schon im Schnitt, um die so genannten Trailer, kurze Werbefilmchen für unsere Sendung, zu schneiden, die ich später bespreche, damit sie im Programm auf unseren Gast aufmerksam machen können. Matthias und Kai-Uwe diskutieren sich inzwischen mit mir die Köpfe heiß, welche Aspekte heute Abend besonders wichtig sind. Konferenzen, Pressetermine, Hintergrundgespräche, Radiointerviews am Telefon usw. usw. Wie gesagt, mein Leben hatte vor dem 4. Oktober mit dem des Mannes aus dem Film große Ähnlichkeiten.

Und jetzt, am zweiten Tag auf der Intensivstation, ertrage ich noch nicht einmal das leise Zirpen eines Radios, das eine Schwester eingeschaltet hat, um etwas beschwingter in den Morgen zu kommen. Was ist mit mir los? Dauernd schießen mir Gedanken durch den Kopf, was noch zu organisieren ist. In der Redaktion. In meinem Team. In meiner Familie. Andererseits spüre ich, dass ich jetzt keine Verantwortung übernehmen kann. Was wird Pat Severin ohne mich machen? Mit neuem Moderator die Sendung fortsetzen? Wahrscheinlich. Fernsehen kann keine Rücksicht nehmen auf Krankheit. Vielleicht bin ich aber in einem Monat wieder fit. Dann wäre es November, und ich hätte immer noch zwei volle Monate Zeit, die Sendung bei N24 zu einem ordentlichen Ende zu führen.

Was denkt mein Management? Gaby Allendorf und Andreas Scheuermann? Beide kennen mich schon lange, aber wir arbeiten erst seit ein paar Monaten zusammen. Die beiden mögen mich vielleicht, aber Profis managen doch nicht einen Künstler, weil sie ihn so unfassbar verehren, sondern weil sie sich zu Recht erhoffen, mit ihm Geld zu verdienen. Und jetzt liege ich hier, ein menschlicher Schrotthaufen, von dem keiner weiß, ob er jemals wieder der „alte" Thomas Koschwitz wird. Andererseits wird eins immer klarer: Der Schlaganfall hat mich in voller Fahrt gebremst. Sonst hätte ich garantiert so weiter gemacht, ohne auch nur einen Gedanken an mich oder meinen Körper zu verschwenden. Jetzt werden mir plötzlich Tage, vielleicht Wochen und Monate geschenkt, an denen ich träumen, Löcher in die Luft gucken oder einfach nur schlafen darf. Niemand beobachtet mich, niemand stellt Forderungen, kein Stress, keine Hetze. Ja, ich liege in einem Gitterbett, aber andererseits fühle ich mich so frei wie schon lange nicht mehr.

An diesem Sonntag werde ich erstmals Zeuge, wie verzweifelt und überfordert Angehörige von Kranken sind, wie sie versuchen, gute Laune zu verbreiten und wie plötzlich eine über Jahre geübte Intimität des Dialogs zwischen vertrauten Menschen, Eheleuten etwa, nicht mehr richtig funktioniert, weil der Patient darauf nicht in gewohnter Weise reagieren kann. Es hat auch etwas Herzzerreißendes, weil man auf der Intensivstation unfreiwillig Zeuge solcher Dialoge wird. Herr Quweitsch wird von seiner Frau besucht, und die Erschütterung über seinen Zustand ist ihr anzumerken. Ich habe die beiden nie gesehen, aber dieses ratlose Schweigen zwischen den Sätzen ist lauter als ein Schrei: „Das wiard scho!“ Pause. „Host scho gfrüastückt?“ „Na“, „Kimmst sicha bold hoam.“ Pause. „Jo“, sagt Herr Quweitsch. Auch Schwestern und Pfleger beteiligen sich an diesem Spiel. Jede noch so kleine Verbesserung ist ein Sieg über die Krankheit und bedeutet Hoffnung!

Mittags erscheint an diesem Wochenende die Visite. Diesmal ein besonders großer Hofstaat, angeführt von Professor Haberl. Seine Augen verraten, dass er in seinem Leben schon unendlich viele Patienten mit Schlaganfall gesehen hat. Diesmal gilt das Ritual des Mutmachens mir: „Sie hatten – Sie werden das jetzt nicht so nachempfinden können in Ihrer Situation – aber Sie hatten einen leichten Schlaganfall. Nur leider an der beschissensten Stelle, die es dafür gibt.“

Er zeigt mir die gestochen scharfen Aufnahmen aus dem Kernspintomographen. „Sehen Sie, hier erkennt man genau, welche Regionen betroffen sind.“ Ich starre auf meinen Schädel, der fein säuberlich aufgeschnitten vor dem Betrachter liegt. Innen feine Adern, das Gehirn, Knochen. „Ihre rechte Halsarterie ist verstopft. Sie ist eingerissen und ein Blutgerinnsel hat sich gebildet. Das ist dann hochgeströmt Richtung Gehirn und hat dort die Ader verschlossen. Das hat den Kleinhirninfarkt ausgelöst. Sie haben das so genannte Wallenbergsyndrom.“ Ich verstehe relativ wenig von dem. „Werde ich wieder laufen können?“, frage ich. „Ja, es wird dauern, aber Sie werden alle Funktionen wieder bekommen. Der Infarkt hat vor allem Ihre rechte Seite getroffen. Die dürfte sich etwas pelzig anfühlen.“ Ich stimme zu. „Ihr Gleichgewichtsorgan ist geschädigt, das

Schlucken, ihre Stimme. Wir müssen Sie leider noch ein bisschen mit Untersuchungen quälen", lacht er mich an. „Ich will genau wissen, was alles betroffen ist, damit wir Sie wieder gesund kriegen!"

Dann beginnt das Spiel, das ich schon aus den Nächten kenne: Hand geben, Beine heben, mit dem Zeigefinger der rechten Hand, mit geschlossenen Augen, die Nasenspitze treffen. Meine rechte Hand landet sonst wo, nur nicht auf meiner Nase. Die Steuerung meiner rechten Hand ist vollständig ausgeschaltet, im Gegensatz zur linken, die das alles kann. Und meine Stimme ist merkwürdig. Reden kann ich schon, aber es klingt schal und dünn. Wie kann man mit so einer Stimme in den elektronischen Medien arbeiten? „Sie werden alles wieder können, Herr Koschwitz, nur wie lange das dauert, kann ich Ihnen nicht sagen." Mit diesen Worten verlässt er das Krankenzimmer, gefolgt von seinem Tross, und lässt mich wieder allein mit Cindy. „Sie werden alles wieder können, nur wie lange es dauert, kann ich Ihnen nicht sagen...," ob er das jedem sagt in dieser Lage?

Punkt 13 Uhr steht Fruti in der Tür, zunächst versteckt hinter meinem Sohn Tim. „Papa, hier ist jemand, der es sich nicht nehmen lassen wollte, sich das Elend persönlich anzuschauen!" Da ist Fruti schon an meinem Bett. Ich hatte ja keine Ahnung und freue mich sehr. Fruti ist mein bester Freund, seit wir 1997 zusammen bei Radio 94,3 RS 2 in Berlin gearbeitet haben. „Ick weeß jarnich wat ihr wollt, der sieht doch blendend aus! Der soll sich nich so haben. Ab Montag wird wieder jedreht!" Sagt´s und verlässt das Zimmer. Wir alle lachen. Als er zurück kommt, sagt er ernst: „Na ja ick hab ja meinen Vater jesehen, bei seinem Schlaganfall und gegen den siehst du heute blendend aus. Und der kann inzwischen och allet wieder. Jut, der zieht det Bein manchmal ein bisschen nach, aba sonst, allet wie früher.“ Das ist für mich eine sehr gute Nachricht. Plötzlich habe ich eine Orientierung, eine Art Maßstab, an dem ich mich messen kann. Ich merke, wie meine Lebensgeister wieder wach werden. Es war klug von Tim, Fruti einzuladen.

Eine der Schlüsselszenen unserer Freundschaft ereignete sich im Sommer 1998. Schon als wir uns ein Jahr zuvor kennen gelernt hatten, kam es immer wieder zu kleineren Reibereien zwischen uns, weil er meine wunderschöne Schweizer Armbanduhr so toll fand. Ich musste ihm versprechen, dass er dieses wertvolle Stück eines Tages für seine hervorragenden Dienste (welche eigentlich?) würde erben dürfen. Nun hatte ich mich unsterblich in die Liebe meines Lebens verliebt. Leider konnte sich diese Frau nicht so recht zwischen mir und einem anderen entscheiden. An diesem Tag im Sommer 1998 hatte sie mir den Laufpass gegeben, was bei mir zu einer schweren Depression führte. Unrasiert, schon am frühen Morgen Whisky trinkend, teilte ich diesem gut gelaunten, sich über meinen unnötigen (aus seiner Sicht) Herzschmerz lustig machenden Fruti mit, dass ich gedächte, mich aus seiner Dachgeschosswohnung zu stürzen. Was er mit dem Satz konterte: „Mach det, aber lass die Uhr oben!“

An meinem Krankenbett herrscht also beste Laune. „Weißt du, wer auch im Krankenhaus liegt? – Jürgen Möllemann!“, sagt Tim. „Nee!“, rufe ich, „das ist ein Simulant!“ Sofort bin ich wieder in meinem Beruf. Mich hat diese Herumeierei von Guido Westerwelle im Frühjahr schon so geärgert, als sich Möllemann in allerlei Bemerkungen über Israelis, Juden und insbesondere meinen Freund Michel Friedman verstieg. Westerwelle, der frisch gewählte Kanzlerkandidat der FDP, wuselte ohne Entschuldigung mit einer Dreistigkeit durch diese Krise, dass mir übel wurde. Ich war hinter den Kulissen zu Gast bei Sabine Christiansen an jenem Sonntag, als sich Westerwelle und Friedmann gegenüber saßen. Westerwelle entschuldigte sich nicht für Möllemanns Ausfälle. Nein, er verstieg sich in sicherlich kluge, juristisch einwandfreie, aber moralisch katastrophale Schutzbehauptungen, um Möllemann aus der Schusslinie zu nehmen. Schon damals vermutete ich, dass die beiden bei ihrem Projekt 18 darauf setzten, auch die eine oder andere braune Stimme zu ergattern. Hauptsache die FDP würde Regierungspartei werden. Ich umarmte an diesem Abend einen aufgebrachten Michel Friedmann und spürte, auch dieses Großmaul hat eine Seele, die sehr verletzt ist. Fremdenhass ist Menschenhass. Ausländerfeindlichkeit ist Menschenfeindlichkeit.

Der Rest der Geschichte ist ja bekannt: Möllemann ließ einen antisemitischen Flyer in Nordrhein-Westfalen verteilen, angeblich ohne Wissen der Bundes-FDP. Das Wahlergebnis der FDP war schwach und der Hauptschuldige schnell ausgemacht: Möllemann. Der sollte nun abgewählt werden als NRW-Landesvorsitzender – am kommenden Montag. Und jetzt soll er krank in einem Bett hier in diesem Krankenhaus liegen? Mit Herzinfarkt? Dieser Schauspieler! Schade, ich hätte am Montag nur zu gerne

Herrn Westerwelle mit ein paar Fragen konfrontiert, aber ich liege ja gut behütet im Krankenbett, und wie zur Bestätigung sagt Fruti zum Abschied: „So, du Jerümpeltoni, werd' wieder jesund und vor allem: Lass dir Zeit dabei!"

Zur gleichen Zeit etwa fahren Ulrich Meyer, Moderator der Sat.1- Erfolgssendung „Akte 03", und seine Frau Georgia Tornow von Berlin nach Potsdam, um an einem schönen See Kaffee zu trinken. Plötzlich klingelt sein Handy. Früher hat Ulli Meyer die RTL-Show „Der heiße Stuhl" moderiert. Aus dieser Zeit hat er sehr gute Kontakte zur Bild-Zeitung in Hamburg. Das Telefonat ist ausgesprochen kurz und mit vielen „Nein!", „Weiß ich nicht", „Frag mal sein Management" gespickt. „Wer war das denn?", fragt Georgia. „Kollegen von Bild. Koschwitz soll einen Schlaganfall gehabt haben. Ausgerechnet in München." „Komisch, der war doch immer so fit." Georgia Tornow und Ulrich Meyer bekommen erst zwei Tage später Antwort auf diese Fragen, auf der Titelseite der Bild. Inzwischen versuchen – nicht nur von der Bild-Zeitung – Journalisten in ganz Deutschland, Licht in das Dunkel zu bringen.

Merkwürdig an der Angelegenheit scheint, dass ich nicht in Berlin, sondern in München im Krankenhaus liegen soll. Merkwürdig ist auch, dass verschiedene „alte Bekannte" aus der Frankfurter Bild-Redaktion offenbar keinen Kontakt zu mir knüpfen können. Mitarbeiter von Hitradio FFH beginnen zu recherchieren. Mein ehemaliger Manager Bernd Reisig wird befragt. Der weiß zwar nichts Genaues, ist aber medienerfahren genug, um sofort anzukündigen, dass er bereits jetzt auf dem Weg nach München sei, um dort nach mir zu sehen. In Deutschland fängt die

Boulevard-Presse langsam an, eine Geschichte zu wittern. Thomas Koschwitz, ist das nicht der, dem Mitte der 90er Jahre schon mal so was passiert ist? Nach der RTL-Nachtshow? Herzinfarkt, war das nicht so?! Gegen späteren Nachmittag erreicht die Bild-Redaktion München ein Anruf aus der Klinik in Harlaching: „Sie, i hob hier oan Herrn Koschwitz. Wissens, den Thomas Koschwitz außem Fernsehn. Der liagt hier auf der Intensivstation mit oam Schloganfall. Soll ich Ihnen sei Zimmernummer soagn?“ Da ist sie also, die Story. Was macht eigentlich Thomas Koschwitz? Der liegt mit einem Schlaganfall in München-Harlaching im Krankenhaus und ist erst 46!

Gaby Allendorf erreicht diese Geschichte ebenfalls am Sonntagnachmittag. Sie nimmt Kontakt zu meinem Sohn Tim auf und bespricht mit ihm die Einzelheiten. Nun gilt es, keine Sensationsjournalisten ans Krankenbett zu lassen. Gaby erreicht auf Grund ihrer guten Kontakte zu Bild Hamburg, dass vor Dienstag kein Sterbenswörtchen über mich gedruckt werden würde. Dienstag allerdings soll die Meldung dick und fett erscheinen. Als nächstes bittet sie Olli Mielke, für einen Bodyguard zu sorgen, der alle fernhalten soll, die nicht zur Familie gehören. Tim seinerseits soll alle Familienmitglieder informieren, damit die nicht der Schlag trifft, wenn sie am Dienstag die Zeitung aufschlagen. Meine Freundin Cindy soll zudem aus dem Verkehr gezogen werden, um sie vor Medienanfragen zu schützen. Alleine Tim, durch seine Radioarbeit ein bisschen mit der Presse vertraut, soll die eine oder andere Interviewfrage beantworten, falls er darum gebeten würde.

Als mir Tim von diesen Entwicklungen bruchstückhaft erzählt, will ich das gar nicht glauben. Bis jetzt haben mich die großen Boulevard-Blätter eher zu den weniger prominenten Menschen gezählt. Wenn sie über mich schreiben, dann meistens nett, aber mit einem briefmarkengroßen Bild aus den Nachtshowzeiten, als ich noch 25 Kilo mehr wog. (Ja, ich bin eitel!) „Es wird eine kleine Meldung werden", sage ich. „Nein Papa, erste Seite", meint Tim. Ehrlich gesagt fühlte ich mich gar nicht fähig, auch nur ansatzweise zu begreifen, was da gerade um mich herum los ist. Der Nachmittag ist bereits ganz schön anstrengend gewesen, die Besuche von Olli Mielke, von Pat Severin, die irgendwie noch gar nicht fassen kann, dass ihre Sendung nun erst mal gar nicht produziert wird, und die sich rührend um mich kümmert, dann Fruti der große Komiker, der mich besser versteht als jeder andere, dazu Cindy, Janine und Tim, das sind viele Gedanken und Gespräche. Zu viele für meinen Zustand. Ich schlafe schnell ein und lande bald in diesem Kreislauf aus Blutdruck messender Krankenschwester, schnarchendem Herrn Quweitsch und den Alarmtönen meines Pulsmessgerätes.

Montag, 7. Oktober

Matthias Grau, der Redaktionsleiter von „N24 Koschwitz", fährt mit seinem Motorroller durch die Berliner Innenstadt vom Westen in Richtung Ostberlin, in die Oberwallstraße, wo inzwischen alle vier Sender der ProSiebenSat.1 Media AG ihren redaktionellen Stammsitz haben. Matthias will pünktlich im Büro sein, denn er hat den beiden anderen Redaktionsmitgliedern eine wichtige Mitteilung zu machen.

Bis zu diesem Zeitpunkt wissen nur er, Chefredakteur Limbourg und der Informationsvorstand Claus Larass von meinem Schlaganfall.

Nicht mal eine Woche ist es her, dass ausgerechnet er, Matthias, der Redaktion die sehr unangenehme Nachricht vom Ende der Sendung „Koschwitz“ mitteilen musste, an der er, wie er wusste, emotional weniger hing als beispielsweise Silke Teichmann. Dieses Mal ist es noch schlimmer, denn nun würde er von einem Patienten berichten müssen, von dem er nur in etwa ahnte, wie es ihm ging. Kein Mensch außer den Besuchern an meinem Krankenbett hat zu diesem Zeitpunkt eine wirkliche Vorstellung von dem, was mir passiert ist. „Schlaganfall“ klingt so, als sei mein Leben fast zu Ende. Kann er sprechen? Bekommt er mit, was ihm passiert ist? Oh Gott! Aber ruhig und gefasst nehmen Kai-Uwe Wolf und Silke Teichmann die Nachricht auf. Der „Koschwitz“ - Regisseur Christoph Albert und die Kameracrew sind entsetzt, ratlos.

Fast automatisch setzt bei allen eine, ich nenne es mal respektlos, „Nachrufstimmung“ ein. Natürlich bin ich nicht tot, aber für alle ist es doch ein Schock, nicht zu wissen, ob ich eines Tages wieder der sein werde, der ich mal war. Mein Ausfall hat auch noch ganz andere, sehr praktische Folgen: Ohne Moderator kann man schlecht Sendungen produzieren, die nach dem Moderator benannt sind. Das heißt also: keine Arbeit und damit auch kein Geld für Aufnahmeleiter, Regisseur, Kameraleute und Kabelhilfen. Bei aller Sympathie für Koschwitz, hier greift jetzt eine unfreiwillige Sparmaßnahme, von der man nicht weiß, wie lange sie andauern wird. Allen Beteiligten war schon klar, dass die Sendung zum 31. Dezember auslaufen würde, aber bis dahin hätten alle noch einmal ihre „Visitenkarten“ in Form von besonders gelungenen Sendungen abgeben können. Gerade Christoph hat von ein paar schönen so genannten „Best-offs“ geträumt, in denen wir in einer Zusammenfassung alle Highlights der letzten drei Jahre hätten zeigen können.

Alle hoffen, dass, wenn der Schlaganfall nicht so schlimm war, wie Tim Matthias ja bestätigt hat, dass man dann vielleicht zum Jahresende mit dem wieder gesunden Koschwitz ein „finales Feuerwerk“ würde abbrennen können. Aber jetzt, so waren sich alle einig, müsste ich erst mal wieder gesund werden. Unverrichteter Dinge gehen sie nach Hause und hängen ihren Gedanken nach: Alle ticken aber noch im Takt unserer Sendung. Gibt es jetzt nicht wichtige Themen zu besetzen? Ist Möllemann wirklich krank? Ist Westerwelle wirklich ein guter Chef? Wie werden sich die Grünen auf dem Bundesparteitag schlagen? Dieter Bohlens Buch auf Platz 1 der Bestsellerliste! Aber es fehlt der Moderator! Was jetzt tun? Würde die Leitung des Unternehmens einen anderen Moderator ausprobieren oder aus Sparsamkeitsgründen gleich die Sendung (also auch die Wiederholungen) aus dem Programm kehren?

Alle wissen, dass N24 – nach der Kirchpleite – als jüngstem Kind der Senderfamilie schwere Zeiten bevorstehen. Dazu haben alle mit Erschrecken den Zusammenbruch des Werbemarktes verfolgt. Überall drohen Sparmaßnahmen und Entlassungen. Selbst die etablierten Medien wie die FAZ oder die Süddeutsche Zeitung bleiben davon nicht verschont. Und N24 ist noch nicht einmal von allen Haushalten empfangbar. Jeder Mitarbeiter hat im Stillen schon mal durchgespielt, was es für ihn bedeuten könnte, nicht mehr gebraucht zu werden. Aber das Florianprinzip gilt auch hier: Hoffentlich erwischt es mich nicht, sondern nur die andere Abteilung.

All die Kolleginnen und Kollegen, die früher wie selbstverständlich über Arbeitslosigkeit berichtet haben, spüren nun, dass sie selber in ihrem eigenen, bis dahin so sicher geglaubten Leben, diese verfluchte Arbeitslosigkeit wahrscheinlich einmal erfahren würden. Das führt zu bemerkenswerten Verhaltensweisen. Mit besorgter Miene fragen sich die Kollegen gegenseitig, wie's denn so gehe, anstatt die direkte Frage zu stellen, ob denn schon eine Kündigung ausgesprochen worden sei. Verdichten sich Gerüchte, dass eine bestimmte Sendung oder Abteilung möglicherweise vor dem „Aus" steht, erscheinen davon nicht betroffene Kollegen in den Redaktionsräumen, um unter irgendwelchen Vorwänden Genaueres zu erfahren. Ich selber habe erlebt, dass bereits Wochen vor Bekanntgabe meiner Kündigung eine Kollegin und ein Kollege es nicht mehr schafften, mir unter die Augen zu treten. Lieber fragten sie andere, wie's denn so liefe bei uns. Zu schmerzhaft ist wohl die Begegnung mit einem Menschen, der keinen Erfolg hat. Niemand umgibt sich gern mit einem Loser. Und niemand möchte selbst ein Verlierer sein.

Matthias, der unfreiwillige Verkünder schlechter Nachrichten, fährt mit diesen Gedanken wieder zurück nach West-Berlin. Er hat einen außerordentlich guten Job für seinen Chefredakteur Peter Limbourg während des großen, ersten Kanzlerduells im deutschen Fernsehen hingelegt. Das ist selbst dem Vorstand nicht verborgen geblieben. Vielleicht könnte ihn das vor einer Kündigung bewahren. Er hat Angst. Er hat gehört und gesehen, wie die Kollegen über mich gesprochen haben, kurz vor der Bekanntgabe des Endes meiner Sendung. Da war auch immer ein Schuss Häme mit im Spiel gewesen. Dem will er entgehen.

Andererseits sorgt er sich um Kai-Uwe und Silke, deren Positionen bei weitem nicht so sicher sind wie seine eigene. Überhaupt haben die Sorgen zugenommen, seit diesem beschissenen letzten Dienstag, an dem Koschwitz bei Kerner das Ende der Sendung verkündet hat. Seitdem ist kein Tag vergangen, an dem nicht irgendein Kollege oder eine Kollegin nach den Zukunftsplänen der drei gefragt hat. Immer diese besorgten Mienen, die Mitgefühl signalisieren, aber letztlich nur die eigene Angst und eben eine gewisse Häme verdecken sollen, nach dem Motto „na ja, ihr wart halt nicht gut genug." Und jetzt ist noch nicht mal Thomas da, dessen lange schulmeisterlichen Monologe einem schon auf die Nerven gehen konnten, aber der wenigstens für gute Laune sorgen würde, wenn die Titanic schon untergehen musste. Matthias ahnt an diesem Abend nicht, welche Flutwelle an Anfragen, Faxen und Genesungswünschen seine Redaktion am nächsten Tag erreichen würde.

Im Krankenhaus Harlaching ist der Montag ein emsiger Tag. Nach einem erholsamen Wochenende sind Ärzte, Schwestern und Pfleger, Krankengymnastinnen und Ergotherapeutinnen in ihre Büros und Labore zurückgekehrt, um sich bei starkem Kaffee und in vielen Fällen mit einer Zigarette zunächst mal einen Überblick über den Krankenbestand zu verschaffen. „Du, da liagt aner mit oam

Boddigart voar dera Tür. Koschwitz haast der, vom Fernsehen, woast?!" Meine Ankunft hatte für einige Aufregung gesorgt, die ich allerdings überhaupt nicht mitbekommen habe.

An meinem Krankenbett ist inzwischen auch mein Bruder Felix eingetroffen. Eigentlich ist Felix gar nicht mein Bruder, aber nachdem sein Vater und meine Mutter seit beinahe 25 Jahren miteinander verheiratet sind, empfinden wir vier uns als Geschwister. Jürgen ist so alt wie ich, Jutta ist das Küken und Felix der Älteste. Am Vormittag hat man mir eröffnet, dass ich mit meinem „Wallenbergsyndrom" noch allerlei Untersuchungen vor mir habe. Unter anderem müsse mein Schluckmechanismus überprüft werden, bevor ich wieder in Ruhe frühstücken könne. Es bestünde die Gefahr, dass ich unbemerkt Dinge herunterschlucke, die nicht im Magen, sondern in der Lunge landen. Das aber würde mir gar nicht auffallen, denn durch meine Halbseitenlähmung wäre auch der Hustenreiz blockiert. Erst bei einer Lungenentzündung würde man im schlechtesten Fall bemerken, dass Flüssigkeit und Nahrung in der Lunge gelandet seien. Um dies zu vermeiden, bekäme ich erst nach dieser Untersuchung was zu essen. Mir ist sowieso so übel, dass mich diese Nachricht nicht wirklich erschüttert.

Gleich nach dem Wachwerden hatte mir eine Schwester, um mir zu helfen, fürs Zähneputzen das Bettkopfende aufgerichtet, so dass ich fast saß. Im ersten Moment glaubte ich auch, dass mir diese Sitzposition nichts ausmachen würde. Ich versuchte die Zähne zu putzen, missbrauchte aber das Schälchen zum Ausspucken danach so nachhaltig, dass ich hochbeschleunigt wieder in die ungefährliche

Liegeposition gebracht wurde. Sie glauben nicht, wie schön es ist, ermattet, aber ohne Übelkeit liegen zu dürfen. Ich bekam sofort wieder den Sauerstoffschlauch in die Nase und die Kabelanschlüsse für das Dauer-EKG an die Brust, aber ansonsten ließ man mich danach in Ruhe.

Bei der Visite muss ich diesmal merkwürdige Grimassen ziehen. „Machen Sie mal einen Kussmund." Ich mache einen Kussmund. Dabei spüre ich, dass meine rechte Seite merkwürdig spannt, so als sei diese Gesichtshälfte aus Plastik. „Ziehen Sie mal den Mund breit, wie ein Frosch." Ich mache den Frosch. Rechts Plastik, links Haut. „Heben Sie mal die Brauen." Ich hebe die Brauen und bemerke dabei, dass mein rechtes Augenlid, wie zu Karl Dalls besten Zeiten, herunterhängt. „Drücken Sie mir mal die Hand." Damit geht dieser Zauberkurs wieder los. Man hält auch ein kaltes Hämmerchen, das sonst zum Testen der Reflexe eingesetzt wird, an meine Beine, um zu sehen, ob ich Wärmeunterschiede spüre. Links scheint alles normal. Am rechten Bein ist das Hämmerchen merkwürdig kalt. Ich begreife gar nicht, dass mein vermeintlich kaputtes rechtes Bein die Temperatur tatsächlich messen kann, während meine gesunde linke Hälfte dazu nicht mehr in der Lage ist. Es soll noch eine Weile dauern, bis ich merke, dass die linke Seite ständig in Gefahr ist, auf heiße Gegenstände etwa völlig falsch, nämlich gar nicht zu reagieren. Professor Haberl erklärt mir unterdessen, was mit mir passiert ist, warum was getestet wird und welche Untersuchungen noch auf mich zukommen. „Wir wissen zwar, dass Sie einen Schlaganfall erlitten haben, aber wir wissen nicht warum. Ihr Blutdruck ist extrem hoch gewesen. Vielleicht haben Sie im

Herz ein Loch, das solche Anfälle auslösen kann. Ich möchte einfach wissen, wieso Sie in Ihrer Halsarterie einen Riss hatten, der dann zu diesem Blutgerinnsel führte. Sie brauchen Geduld mit sich!“, sagt er, schüttelt mir die Hand und verlässt die Intensivstation. Geduld brauche ich.

Wird sich wirklich alles wieder so herstellen lassen, wie's mal war? Ich kann mir alles Mögliche vorstellen, sehe aber auch die Realität: Ich kann mich nicht aufrichten. Mit dem rechten Arm etwas zu greifen ist sehr schwierig, obwohl mir eine innere Stimme immer wieder sagt: „Los, nimm die rechte. Es geht!“ Meine Pippiflasche zu nehmen, und vor allem unfallfrei wieder in dem Hängegitter am Bett abzusetzen, grenzt für mich an eine schwere Saalwette von „Wetten, dass...?“ – aber es geht nie schief. Früher hätte ich mir vielleicht Gedanken über die Außenwirkung meiner jetzigen Lebenssituation gemacht, mich gefragt, was meine Chefs oder die Presse jetzt denken. Aber jetzt, in diesem Moment, interessiert mich das überhaupt nicht.

Mein Leben ist auf zwei Quadratmeter begrenzt. Liebe Menschen sind um mich versammelt, und ich darf mich nach langer Hetze endlich ausruhen. Ich bin mit 300 Sachen gefahren. Fernsehen, Radio, Zeitungen, diskutieren, verhandeln, die Fragen, die Lügen, die Wahrheit, die Schicksale, ohne Pause, ohne Rücksicht auf irgendwas. Und plötzlich: Ruhe. Kein Fernsehen. Kein Radio. Ich hänge nur meinen Gedanken nach. Träume von einem Haus am Meer oder in den Bergen, von weiten Buchten mit weißem Sand und Sonne, von alten Bibliotheken, von wunderschönen Bildergalerien, von großartigen Skylines wie etwa von New York, von Schnee, von Hunden, die Schlitten ziehen, von eingeschneiten Berghütten mit Kaminfeuer, von einsamen Häusern am Strand, vom Fliegen, so als sei ich ein Adler. Ich bin dabei immer alleine, aber glücklich. In meinem Kopf spielen sich ganze Filme ab, keiner davon hat mit meinem Beruf zu tun. Ich lebe in einer anderen Welt.

Dienstag, 8. Oktober

Der Hammerschlag kommt in den Morgenstunden. Gegen 6 Uhr verlässt mein langjährigster Freund, Hans Konrad („Lorchi") Lorch, in Kassel die Wohnung seiner Freundin, um rechtzeitig in der Schule „für praktisch Bildbare" in Marburg, in der er Konrektor ist, zu sein. Wie immer fährt er erst zur Tankstelle, um sich ein Brötchen zu kaufen und zu tanken. Heute ist allerdings alles anders, denn plötzlich entdeckt er die Bild-Zeitung, die er sonst nie liest. Reflexartig greift er hin, zahlt, liest, starrt fassungslos auf die Schlagzeile und das Bild oben auf der ersten Seite: „TV-Star Thomas Koschwitz – Schlaganfall mit 46!" schreien ihn die großen Buchstaben an. Lorchi ist so alt wie ich.

Lorchi und ich haben zusammen den Zivildienst in der Schule überstanden, in der er nun Konrektor ist. Lorchi und ich wohnten zusammen im selben Haus und haben uns immer geschworen, dass wir, wenn wir alt und allein sein sollten, in ein Haus zusammen ziehen, zusammen mit noch einem weiteren Freund, dem blinden Musiker Rainer Husel. Wir wollten Rotwein trinken auf der Terrasse, sollten wir bis ins hohe Alter immer noch nicht die Frau für's Leben gefunden haben. Lorchi und ich hatten so viele Pläne – und jetzt das. Er sitzt im Auto, erschlagen von dieser Zeile. Erst als es hinter ihm unwillig hupt, kommt er in die Realität zurück.

Auf der einstündigen Fahrt von Kassel nach Marburg gehe ich ihm lange durch den Kopf. „Er hat sich wieder zu viel vorgenommen“, denkt er. Früher, als wir noch unter einem Dach wohnten, hatten wir oft über das Haifischbecken der Medien geredet. Häufig waren wir dann in eine der Kneipen in der Marburger Oberstadt gezogen, um dort das Leben zu genießen und einfach abzuschalten. Lorchi ist auch 46. Langsam kriechen die Gedanken in ihm hoch, ob ihm auch solch ein Schlaganfall bevorstehe? Er will so schnell wie möglich Kontakt zu mir aufnehmen, aber wie? Mein Handy ist bestimmt abgeschaltet und im Krankenhaus anzurufen hat sicher keinen Sinn. Er beschließt, wie so oft, mir einen Brief zu schreiben. Dankenswerterweise hat die Bild-Zeitung ja meine Anschrift, sogar die Nummer meines Zimmers im Krankenhaus, einem Millionenpublikum mitgeteilt.

In Köln beginnt dieser Dienstag mit dem üblichen Verkehrsstau in der Innenstadt. Nicht umsonst wird Köln die nördlichste Stadt Italiens genannt, was soviel heißen soll, dass der Verkehr chaotisch ist, und dass es in Sachen Sex nirgendwo offener zugeht als hier. Natascha Ebeler ist Kamerafrau bei einer Kölner Produktionsfirma, die u.a. auch den Popsender Viva betreut. Natascha steht häufig an der Kamera, wenn die No Angels, Bro’sis oder andere Talente aus der Showbranche bei Viva zu Gast sind. An diesem Morgen vollzieht sie, wie an jedem Morgen, dasselbe Ritual: Auf dem Weg zur Arbeit am Kiosk vorbei und Kölner Express und Bild kaufen. Viele der Figuren, die sie am Nachmittag vor der Kamera haben würde, sind Thema in diesen Boulevardblättern.

An diesem Morgen traut sie ihren Augen nicht: Der Mann, den sie einmal sehr geliebt hat, ist dort großflächig zu sehen. „Schlaganfall“ liest sie nur. Nicht mal im Traum wäre ihr eingefallen, dass ihrem Exfreund etwas Derartiges je passieren würde. Ja, Thomas war merkwürdig gewesen das letzte halbe Jahr, immer gestresst, nie Zeit für einen kleinen Plausch. Als er 1997 nach Berlin ging, hatte sie ihn gewarnt. „Du wirst dich verändern!“ Frauen haben manchmal einen sehr guten Instinkt, sie können sehr gut ein Gefühl für eine Situation entwickeln, die wir Männer oft erst sehr viel später wahrhaben wollen. Natascha hatte im Nachhinein völlig Recht: Ich wollte immer nach Berlin, in die große Stadt, in der alles von vorne beginnt, alle noch mal einen Anfang zu machen versuchen. In der die Politik spielt. In der brillante Musiker, Schauspieler, Schriftsteller, Sportler und Politiker leben. In der immer etwas passiert. Fast wie New York, wo Natascha und ich oft waren, ist Berlin die Stadt „that never sleeps“. Verwunderlich an dem Artikel findet sie zudem, dass ich offenbar nicht in Berlin liege, sondern in München. Soll sie hinfahren und nachschauen, wie's mir geht? Es wäre nicht das erste Mal, dass sie wegen mir nach München reisen würde. Aber vielleicht ist es klüger, erst mal meine Kinder, Anne und Tim, zu erreichen.

Barbara Zimmermann traut ihren Augen nicht, als sie während des Tankens zufällig auf den Zeitungsaushang der Raststätte schaut. „Das ist doch nicht wahr!“, denkt sie, als sie mein Foto und die Schlaganfallzeile sieht. Sie kauft die Bild: Linke Hand gelähmt. Er kann kaum sprechen. Wird er je wieder vor eine Kamera treten können? Barbara ist die Freundin von Christian Spanik, einem in Fachkreisen sehr bekannten Computerexperten. Er und sein Team erklären vor allem in Büchern die Computerwelt. Außerdem ist er ein hervorragender Coach für Fernsehmoderatoren. Ähnlich einem Filmregisseur versetzt er sich in die Lage des Moderators und versucht, dessen Auftritt zu verbessern, Kommunikationsbremsen zu entfernen usw. Darüber hinaus schreibt er Kinderbücher.

Christian und ich sind befreundet, seitdem wir eine sehr hektische, wenig geplante und ausgereifte Fernsehreihe auf die Beine stellen mussten, bei der ich wie ein Raubtierbändiger diverse Parteien unter einen Hut bringen sollte. Die einzig gute Tat des ansonsten sehr verhassten Producers war, mir Christian als Koautor und Coach zur Seite zu stellen. Wenn diese Produktion für nichts gut war, für diese Freundschaft war sie gut! Christian hat mir bei verschiedenen Projekten geholfen, u.a. auch beim Start der Sendung „Koschwitz“ bei N24. Die ersten Wochen ging er Gast für Gast mit mir durch, diskutierte Themen, versuchte die Spannung in der Sendung durch provozierende Fragen aufzubauen usw.

Christian hat seit fast einem Jahr nicht mehr wirklich etwas von mir gehört. Immer wenn er in Berlin für das ZDF-Morgenmagazin war, um dort technische Neuerungen vorzustellen, rief er an, um wenigstens einen Wein mit mir zu trinken, aber meine Termindichte ließ dies nicht mehr zu. Immer wieder haben er und Barbara mich in ihr Gästehaus in der Nähe von Salzburg eingeladen, indes – ich bin nie gekommen. Nun steht Barbara wie vor den Kopf geschlagen an der Raststätte und spricht auf Christian ein, der nur sehr langsam versteht, was ihm seine Freundin da per Handy erklären will. „Der Stress“, denkt Christian. „Der Druck unbedingt gewinnen zu wollen bei N24.“ In Christians Kopf formieren sich sehr schnell die Gedanken zu einer sehr heftigen Rede, die er mir würde halten müssen, wenn ich denn einigermaßen wieder auf dem Damm wäre.

Tim kommt mit Janine an diesem Dienstag ungewöhnlich früh ins Krankenhaus. „Wie geht's dir heute?“, fragt er gut gelaunt. „Ganz gut“, sage ich. „Na, auf welcher Seite stehe ich denn nun?“, will ich wissen, fest davon überzeugt, dass ich – wenn überhaupt – bloß ganz hinten mit einer kurzen Meldung erwähnt werde. „Ganz vorne Papa! Aber sie schreiben Blödsinn. Deine linke Hand sei gelähmt und du könntest nicht reden.“ Ich kann mit einem Auge den Text ganz gut lesen. Ich muss lachen. Ich bin eitel, ja. Ich bemühe mich nun über Jahre, durch meine Arbeit aufzufallen. Wie viele Geschichten hatten wir uns überlegt, um N24, den Sender, die Show und damit mich „schön, reich und berühmt“ zu machen. Es ist kaum etwas geschehen. Aber nun liege ich todkrank im Bett, habe nichts geleistet und lande auf dem wichtigsten Platz der Bild-Zeitung.

In diesem Moment bricht die Hölle los: Der Stationsarzt kommt und erzählt, dass bereits fünfzig Anfragen an das Krankenhaus gerichtet worden seien, ob und wie man mich denn erreichen könne. Ob es möglich sei, ein Interview zu führen, oder wenigstens ein Bild von mir im Krankenbett zu schießen. „Was sollen wir machen?“, fragt er. „Leiten Sie alles an Gaby Allendorf in Köln weiter!“ Auch bei Gaby sind inzwischen 80 Anfragen eingegangen. Mein Telefon, das glücklicherweise Tim hat, klingelt ununterbrochen. Redaktionen von Zeitungen und Funkhäusern, die zum Teil über abenteuerliche Wege an meine Handynummer gekommen sind, betteln um ein Interview. Da mein Sohn auch immer in meiner Arbeitswelt zu Hause gewesen ist, kennt er eine Reihe meiner alten Freunde aus den Medien. Die melden sich bei ihm, um wenigstens aus seinem Mund für die Hörerinnen und Hörer von HR 3 und FFH in Hessen zu hören, wie es mir geht. Die Bild-Zeitung will ein Exklusiv-Interview mit Tim. „Der Schlaganfall aus der Sicht des Sohnes." Tim genießt natürlich auch ein bisschen diese unverhoffte Wichtigkeit. In der Redaktion „Koschwitz" in Berlin steht das Telefon nicht mehr still. Ehemalige Kolleginnen, Kollegen und Freunde wollen wissen, wie es mir geht, wie man mich erreichen und – was besonders schön ist – wie man mir helfen könne. Matthias, Kai-Uwe und Silke haben an diesem Dienstag genau ein Thema: Wie geht's Koschwitz? Wann kommt er wieder? Was wird aus seiner Show? Was hat ihn denn so getroffen, dass er jetzt einen Schlaganfall erlitten hat? Kann man ihn wieder vor eine Kamera stellen? Kann er denken?

Nachdem ich den Bild-Artikel einigermaßen begriffen habe, lege ich mich wieder auf meine geliebte linke Seite, denke: „Witzig, jetzt biste berühmt für einen Tag" und schlafe ein.

Währenddessen glühen die Telefonleitungen zwischen München, Köln und Hamburg. Mein Bruder Felix, Andreas und Gaby beraten wie mit dem immer noch wachsenden Medieninteresse umzugehen ist. Professor Haberl macht schließlich einen guten Vorschlag: „Ich bin bereit, eine Pressekonferenz in unserem Hörsaal abzuhalten, aber nur zusammen mit Frau Allendorf. Herr Koschwitz erscheint unter keinen Umständen. Wir erläutern das Krankheitsbild von Herrn Koschwitz, sofern er dem zustimmt, und nehmen so den Druck aus der Geschichte raus. Der Fußballspieler Markus Babbel vom 1.FC Bayern war vor einiger Zeit hier, da sind wir ähnlich vorgegangen.“ Alle stimmen zu. Morgen würden Gaby Allendorf und Andreas Scheuermann von Köln zur Pressekonferenz anreisen. Kamerateams und Journalisten werden auf morgen vertröstet.

Um mich sicher vor unerwarteten Pressebesuchen abschirmen zu können, verspricht man mir eine Verlegung in die so genannte Früh-Reha auf der anderen Seite des Gebäudekomplexes. Der Vorteil der Abteilung besteht für mich vor allem darin, dass man die Eingangstür nur durch eine Zahlenkombination öffnen kann. Ungebetene Gäste würde man dadurch von Spontanbesuchen abhalten können, hofft man.

Wenn ich Ihnen so schildere, was in den wilden Tagen rund um den 4. Oktober passiert, mag das den Eindruck hinterlassen, ich wäre eigentlich ganz fit und würde die Presseaufregung bewusst registrieren. Dem ist aber nicht so. Ich habe zwar nicht meinen Kopf verloren, aber doch ein großes Stück meines Einflusses auf meine Umgebung. In diesen Tagen wird sehr viel für mich gedacht und gehandelt. Dafür bin ich allen Beteiligten sehr, sehr dankbar.

Mein Leben beschränkt sich zunächst auf wichtige Fragen wie: Kann ich ordentlich schlucken? Alle Versuche mit Wasser, die ich bisher unternommen habe, verlaufen ohne Komplikationen. Auch der Professor kommt nach einem tiefen Blick in meinen Rachen zum selben Ergebnis. Dennoch soll noch in dieser Woche mittels einer Kamera, die man durch meine Nase in den Rachenraum führen will, mein Schluckmechanismus im Kehlkopf genauer betrachtet werden. Man prophezeit mir eine unangenehme Untersuchung. Zunächst aber wolle man meinen viel zu hohen Blutdruck über 24 Stunden testen. Wieder wird mein Bett, beweglich wie in Peterchens Mondfahrt, durch Gänge und enge Aufzüge in ein Labor, diesmal für Blutdruckpatienten, gebracht. Wieder fahren wir durch den blauen Kellergang, wieder kann ich nichts erkennen. Leider schwimmen die Bilder vor meinen Augen, und die funkelnden Sterne ziehen sehr schnell an mir vorbei.

Wie in einem gut organisierten Ameisenhaufen wuseln Patienten, Ärzte, Pfleger und Studenten in der Harlachinger Klinik umher. In Betten, Rollstühlen oder zu Fuß werden Patienten zu den unterschiedlichsten Untersuchungen gebracht. Die Wege führen vom Krankenzimmer über die langen Flure zu den Untersuchungsräumen. Würde man das Gebäude und die Insassen auf Ameisengröße schrumpfen lassen und zusätzlich den Zeitraffer einschalten, sähe der Betrachter eine aufgeregte Meute von kleinen Wesen, die den ganzen Tag über hin- und herflitzen, ohne dass man den Mechanismus dahinter je verstehen würde. So eine Klinik ist wie eine Fabrik, in der kranke Menschen behandelt und gesund gemacht werden sollen. Man spürt die Hektik, auch die Neugier, mal ein interessantes Phänomen an einem Patienten zu entdecken, man spürt den Druck und die Geschwindigkeit, die nötig ist, um ein Krankheitsbild so rechtzeitig zu entdecken, dass das Leben des Betreffenden noch gerettet werden kann. Am Ende kommen aus dieser „Fabrik" keine gesunden Menschen heraus, aber doch Menschen, die erst mal das Schlimmste überstanden haben.

Ich erfahre in diesen Tagen mehrfach, wie es ist, Objekt einer Maschinerie zu sein. Nach dem Anlegen des 24-Stunden Blutdruckmessers wird mein Bett einfach vor das Labor gefahren, weil der nächste Patient behandelt werden muss. Eine unangenehme Situation. Nicht, weil ich mich für irgendetwas Besseres halte. Nein. Ich fühle mich schutzlos. Wir würden ja unser Schlafzimmerbett auch nicht auf einen viel frequentierten Flur stellen, um dort zu schlafen. Mir wird plötzlich bewusst, wie es sich anfühlt, als Patient einfach abgestellt zu werden. Es hat etwas Respektloses. Menschen eilen vorbei, werfen neugierig einen Blick in das Bett. Mit wie vielen älteren Menschen gehen wir so um? Glücklicherweise war der Mann von der Security-Firma bei mir, so dass ich wenigstens mit jemandem ein paar Worte wechseln konnte.

Dienstag, 8. Oktober, 16.30 Uhr

Gegen Nachmittag werde ich in die Früh-Reha verlegt. Mein Bett wird in einen hellen, modernen Raum geschoben. Ich teile das Zimmer mit einem Bettgenossen, der schon deutlich weiter ist als ich. Er kann das Bett verlassen und den Tag im Rollstuhl irgendwo draußen verbringen. Ich liege auf meiner linken Seite und habe in meinem Rücken ein großes Fenster. Alles sieht sehr freundlich aus. Ich bin zwar immer noch mit diversen Schläuchen verbunden, aber ich habe den Eindruck, eine erste wichtige Etappe nach dem Schlaganfall geschafft zu haben. Ich probiere immer mal wieder, ob ich meine Lage im Bett ungestraft, also ohne

Übelkeit, verändern kann. Für kurze Zeit schaffe ich es tatsächlich auf dem Rücken zu liegen. Welch ein Fortschritt! Bei einem dieser Versuche entdecke ich den Baum vorm Fenster, der an diesem Tag noch alle Blätter hat, aber schon herbstlich gelb gefärbt ist. Komisch, unter normalen Bedingungen hätte ich jetzt über Schröders angekündigte Reformen nachgedacht oder über die Rolle des unvermeidlichen Jürgen Möllemann, über den Sendeablauf der kommenden Woche, aber doch nicht über einen herbstlich gefärbten Baum.

Mittwoch, 9. Oktober

Bild-Zeitung 2. Tag. Diesmal nicht mehr ganz oben in den Schlagzeilen, aber immer noch auf der Seite 1. „Schlaganfall nach zu viel TV-Stress – Das Fernsehen machte Koschwitz krank“, heißt es. Mein Weg vor eine Fernsehkamera scheint für immer verbaut. Viele Freunde und Bekannte haben mir später erzählt, wie geschockt sie darüber waren. In diesem Moment weiß ich aber nur, dass heute die Pressekonferenz stattfindet. Teams von verschiedenen Sendern und Zeitungen haben sich angekündigt. All dies liegt in den bewährten Händen von Gaby Allendorf und der Presseabteilung des Krankenhauses.

In meinem Leben begegne ich immer wieder Menschen, die eine großartige Ausstrahlung haben. John de Mol zum Beispiel, holländischer Superproduzent der Firma ENDEMOL und solcher Shows wie „Traumhochzeit“ (mit seiner Schwester Linda), „Nur die Liebe zählt“ (mit Kai Pflaume) bis hin zur umstrittenen Containershow „Big Brother“, ist ein solch charismatischer Mensch. Wenn er hereinkommt, strahlt der Raum. Das hat nichts mit Reichtum oder Schulbildung zu tun. Ich beobachte dieses Strahlen immer bei Menschen, die das, was sie tun, wirklich lieben. An diesem Morgen begegne ich wieder einem solchen Menschen: Schwester Reghina. Die ungekünstelte Freundlichkeit, mit der sie mich begrüßt, mit der sie mich die folgenden Wochen behandelt, ist sicherlich ein Teil des Geheimnisses meiner schnellen Genesung.

An diesem Morgen erscheint sie bester Laune, um zunächst mein Bett zu machen (ich darf liegen bleiben, und sie ordnet die Laken um mich herum). Dann schmiert sie mir ein Brötchen, Semmel, wie's auf bayerisch heißt, und schneidet es mir klein. Können Sie sich diesen glücklichen Moment vorstellen? Tagelang hat es nichts zu essen gegeben. Die dauernde Übelkeit sorgte für gedrückte Stimmung. Und nun plötzlich riecht alles wie im Urlaub: Kaffee, Brötchen, Marmelade. Kleinigkeiten, mir kommt es vor wie ein neuer Start ins Leben. Ein Messer in die Hand zu nehmen oder gar ein Brötchen auf zu schneiden, daran ist nicht zu denken. „Müssen mal probieren", sagt Reghina mit rollendem „r" und dieser hinreißenden, immer etwas zur Vereinfachung neigenden Art von Menschen, die nicht mit der deutschen Sprache aufgewachsen sind. Schwester Reghina kommt aus Rumänien und lebt seit bald 20 Jahren in Bayern. Sie will probieren, ob ich nicht doch etwas essen kann. Mutig ist sie. Und resolut! Blutdruckmessen und danach waschen, da gibt es keine Gnade. Das Kopfende wird soweit wie ich es aushalte aufgestellt. Ich bekomme einen Waschlappen in die Hand, und los geht´s. Sie taucht mit hüftlangen Strümpfen auf. Die sollen eine mögliche

Thrombose verhindern. Die sehr straffen Strümpfe (Reghina braucht mehrere Minuten, um sie mir anzuziehen) halten das Bindegewebe so zusammen, dass die Blutbahnen weiterhin unter Druck bleiben und keine Aderdellen entstehen können. Eine langweilige Prozedur, jeden Morgen. Wenn es so anstrengend ist, sich ein bisschen waschen zu lassen und Strümpfe angezogen zu bekommen, dann stellt man sich bestimmte Fragen nicht: Werde ich wieder laufen, wieder arbeiten können? Was denken meine Kollegen im Sender? Mich treiben ganz andere Sorgen: Wie sehr darf ich meinen Hals belasten? Seitdem ich verstanden habe, dass mein Schlaganfall durch eine Nackenarterie ausgelöst worden ist, halte ich ihn besonders steif, um ihn zu schonen. Hat sich das Blutgerinnsel aufgelöst oder treibt es weiter ins Gehirn und initiiert einen weiteren Schlaganfall?

Ich will nicht sagen, dass mich Panik ergreift, oder dass ich nun in einem Schub Selbstmitleid versinke, aber ich versuche zu verstehen, was mit mir passiert ist. Ich schildere den beiden Stationsärzten, Frau Dr. Winter, einer hinreißenden Schwäbin, und Dr. Audibert, dass ich sehr starke Nackenschmerzen habe. So als sei eine Klaviersaite vom Nacken über den Kopf zu meiner rechten Schläfe gespannt worden. Um sicher zu gehen, dass mir nicht versehentlich irgendeinen Nerv im Nacken zerreiße, durch eine ungeschickte Bewegung, lasse ich mir eine „Schleudertrauma" Halskrause anlegen. Ja, ja, Sie haben Recht, in dieser ersten Phase entwickele ich mich vollständig zum Hypochonder! Möglichst wenig bewegen. Möglichst keine Erschütterung im Halsbereich.

Gegen Mittag kommt Bewegung in mein sonnendurchflutetes Zimmer: Schwester Reghina bringt einen ersten, wunderschönen Blumenstrauß (von Kabel 1). Das erste von hundert Faxen schickt mir netterweise Dieter Thomas Heck. Als Kind habe ich natürlich seine ZDF Hitparade gesehen („Manni, fahr das Band ab...!"), hatte mit den Mitschülern gelästert über die teilweise saublöden Songs, aber wir alle konnten ihn nachmachen mit seiner marktschreierischen einzigartigen Art: „Das war aus den Berliner Unionfilm Studios die soundsovielte Ausgabe der deutschen Hitparade. Regie wie immer Truck Brans (dabei wurde das „r" dieses Namens zur eigenen Kunstgattung) und das war wie immer eine Sendung des (Pause) Z-D-F!" Schwenk der Kamera auf die Lichterkette aus Glühbirnen, die eine Laufschrift umrahmten, in der man die Interpreten und die Startnummer lesen konnte. 70er Jahre Look. Sehr schick – damals.

In meinem Leben habe ich bislang nur um zwei Autogramme gebeten: Eins von Sepp Maier, dem Weltmeister von 1974, und eins von Dieter Thomas Heck. Das war auf Wangerooge. Ich war 15 und erwartete ihn mit vielen weiteren Schaulustigen am kleinen Flugplatz von Wangerooge, der schönen Nordseeinsel, auf der es bis heute nur zwei Autos gibt. Heck war auf Bädertournee. Und ich bekam ein Autogramm. Sehr viel später traf ich Heck in Saarbrücken, beim Saarländischen Rundfunk, als er dort noch beim Radio arbeitete. Der damalige Unterhaltungschef, Dr. Hess, wollte mich als Nachwuchstalent zu SR1 holen – zu einer Zeit, als ich von der großen Radiokarriere träumte. Und Heck war natürlich ein Vorbild für mich. Ich hörte ihn einmal, nachdem er seine Hitparade schon lange an einen deutlich schwächeren Nachfolger abgegeben hatte, in der WDR2-Sendung „Hallo Ü-Wagen“ mit der großartigen Radiofrau Carmen Thomas („Schalke 05“ ist inzwischen Geschichte!). Dort machte er klar, wie er sich nach wie vor auch in der aktuellen Musikszene auskannte. Und das auch er das Radio als das Fundament des Fernsehens ansehe, zumindest was die handwerkliche Seite unseres Berufes angeht. „Er ist doch ein Rock'n Roller“, dachte ich damals. Und nun, 27 Jahre später, wünscht er mir als Erster, dass ich schnell wieder gesund werden solle. Wir haben bis auf ein, zwei Radiointerviews nie wirklich etwas miteinander zu tun gehabt. Trotzdem diese herzliche Geste in Form eines Faxes. In diesen Tagen soll ich noch oft staunen, wer an mich denkt, sich Sorgen macht, mir helfen will – und wer nicht.

Zwei, die sich sehr große Sorgen machen, aber mit aller Kraft verhindern wollen, dass ich das spüre, sitzen gegen Mittag an meinem Bett: Gaby Allendorf und Andreas Scheuermann, mein Management. Was machen Manager eigentlich? Jeder weiß, beispielsweise, dass Michael Schuhmacher einen Manager hat (Willy Weber). Michael Jackson hat einen, Thomas Gottschalk (seinen Bruder), die ganzen Teenie-Bands werden von Managern zusammengehalten, weil sie sonst gar nicht wüssten, wie sie in der Branche überleben sollen. Manager sind eine Art Bollwerk, Geldverhandler, Jobbeschaffer, seelischer Mülleimer, Mittler zwischen Presse und Künstler, Begleiter, Reisebüro und Sekretariat kurz: Mädchen für alles.

Der legendäre Entdecker und Manager der Beatles, Brian Epstein, wollte, dass seine Band auch in Amerika die Nummer 1 der Charts erreicht. In England und Europa hatten sie ihren Durchbruch längst geschafft, nicht aber in Amerika. Epstein sorgte dafür, dass die Beatles an einem schulfreien Werktag in New York landeten. Tausend Schüler hatte er mit dem Versprechen, die Nummer 1 Single „Twist and shout" an sie zu verschenken, wenn sie zum Jubeln kämen, an den Flughafen gelockt. Und die Teens jubelten, was das Zeug hielt. Als der schöne Paul, der intelligente John, der coole George und der witzige Ringo die Gangway herunter kamen, waren die Kids lauter als die Flugzeuge. Fotografen wurden Zeuge einer ohrenbetäubenden Begrüßungsorgie. Die Presse war begeistert, und die Beatles waren in Amerika angekommen. Im doppelten Sinne. Epstein hatte „nur" dafür gesorgt, dass der Medienempfang stimmte, spielen mussten die „Fab Four" schon selber.

Das erklärt ganz gut, was Manager leisten können. Der andere wichtige Teil ihrer Arbeit ist natürlich, dass sie mit Sendern, Plattenfirmen oder Buchverlagen lukrative Verträge für ihre Künstler abschließen. Gaby und Andreas betreuen eine Reihe wunderbarer Künstler: Wigald Boning, den Comedian, Thomas Anders, den Sänger von Modern Talking, Kalle Pohl, den hinreißenden Typ aus „7 Tage, 7 Köpfe" und Stefan Raab, das Multitalent. Seit etwa einem halben Jahr arbeiten vor allem Andreas und ich zusammen. Gaby, so der Plan, kümmert sich um meine Pressearbeit. Insbesondere am Beispiel von Brian Epstein und den Beatles wird aber deutlich, was unabdingbare Voraussetzung für eine erfolgreiche Zusammenarbeit ist: Der Glaube des Managers an seinen Künstler. An das Talent, an die Ausstrahlung, an seinen Erfolg. Aber wie sollten zwei Menschen, die ja – ich sagte es schon – mit mir Geld verdienen wollten, an mich glauben, wenn ich demnächst bei N24 meine Sendung verlieren würde und nun obendrein mit einem Schlaganfall im Krankenhaus liege? Dass ich in meiner Einschätzung meilenweit daneben lag, muss ich sicherlich nicht großartig erwähnen, denn eigentlich erst durch den Schlaganfall haben wir drei richtig begriffen, wie gut wir zusammen arbeiten.

Die Pressekonferenz ist vorbei, Gaby und Andreas wollen mit mir über die Situation reden. „Na, solch einen Fall habt ihr sicher auch nicht alle Tage!“, versuche ich die Atmosphäre aufzulockern. „Nein, wirklich nicht“, seufzt Gaby. „Aber du glaubst nicht, wer sich alles meldet. Ich habe dir Faxe mitgebracht. Unendlich viele. Kabel 1 und N24 sind sehr um dich bemüht. Grüße über Grüße. Frank Elstner hat mehrfach angerufen. Es ist unglaublich, was im Moment alles passiert!“, sprudelt es aus ihr heraus. Andreas ist wie immer nachdenklich. „Du machst erst mal Pause!“, sagt er, „du solltest nicht nur ein paar Wochen aussteigen. Das kann ruhig Monate dauern!“ Meine Pulsüberwachungsmaschine zeigt einen Wert von kurz über 90 Schläge an und schlägt Alarm. Schwester Reghina erscheint, um den Fiepston auszuschalten.

Andreas spricht weiter: „Ich hab mir die Kerner-Sendung angeschaut, und du warst überdreht.“ Wieder springt der Puls über 90. Wieder Alarm. „Du musst zu dir selber kommen. Nutz' die Zeit jetzt, auch wenn's Monate dauert.“ In mir bricht eine Welt zusammen. Eigentlich hatte ich gehofft, noch vor Weihnachten wieder im Sender zu erscheinen. So ab Mitte Dezember wollte ich das Ruder wieder in die Hand nehmen, um mit meiner Crew die Sendung „Koschwitz" zu beerdigen. Die Pulsüberwachung schlägt wieder Alarm. Mich regt das Gespräch auf, weil ich spüre, wie recht Andreas hat. Ich habe versucht, ein Wettrennen zu gewinnen und alle Signale meines Körpers dabei fahrlässig ignoriert.

Ich spüre erstmals den ganzen Ernst meiner Lage. Die letzten Tage hatte ich immer nur an den nächsten kleinen Moment gedacht, den es zu überstehen galt. Hier eine Untersuchung. Da eine Arztvisite. Eine kleine Entscheidung zusammen mit Tim oder Felix. Aber jetzt reden wir über meine Zukunft, mein Leben. Was ich tatsächlich kann und was eben nicht. Zu diesen Wahrheiten gehört auch, dass ich die nächsten Monate, nicht etwa nur Wochen, nein Monate, in einer Klinik zurück gezogen werde leben müssen. Andreas schlägt vor, nach Berlin zu reisen, um dort alle finanziellen Dinge für mich zu regeln. Ab heute würde ich für mindestens ein Vierteljahr aus dem Verkehr gezogen sein. Keine Arbeit. Kein Stress. Keine Termine. „Werde gesund, körperlich, aber auch seelisch. Wir haben noch so viel Zeit!", sagt er. Gaby erzählt mir, der Kabel 1-Geschäftsführer Andreas Bartl habe sofort gesagt, man würde auf mich mit der Sendung „Was macht eigentlich...?" warten. „Wir starten die Sendung, wenn Koschwitz wieder kann. Wenn es sein muss, halt erst im April!"

Moderatoren sind wie Seiltänzer: Solange wir turnen können und es dem Publikum gefällt, werden wir engagiert. In den seltensten Fällen entspricht ein solches Engagement einer Festanstellung, wie es jeder normale Arbeitnehmer kennt. Wir haben meistens Zeitverträge. Entweder werden wir pro Sendung bezahlt oder für eine Staffel. Im Klartext: keine Sendung, keine Kohle. Vor diesem Hintergrund ist diese Nachricht von Kabel 1 ein Geschenk Gottes. Ich kann in Ruhe gesund werden, es wird schon weitergehen.

Gaby und Andreas müssen zum Flugzeug. Schwester Reghina guckt bereits böse. Der ständige Alarm wegen meines hohen Pulses erfreut sie nicht gerade. Nun dürfen Janine, Tim und Felix wieder ins Krankenzimmer. Mit ihnen kommen weitere Blumensträuße, Karten und Faxe. Der Komponist und Schlager „Grand Prix"-Beschwörer Ralph Siegel ruft bitterböse in der Agentur Allendorf Media an. Schon mehrfach hat er versucht, mir einen Strauß Rosen zukommen zu lassen, indes die Pförtner des Krankenhauses Harlaching kennen offiziell keinen Thomas Koschwitz. Siegel ist immer wütender geworden. Schließlich sei er ja nicht irgendwer. Er kann nicht ahnen, wie gut das Geheimabkommen zwischen dem Krankenhaus und Gaby Allendorf funktioniert. Nach längeren Telefonaten darf der Strauß endlich geliefert werden.

Mittwoch, 9. Oktober, nachmittags

Gaby Allendorf erreicht der Anruf eines hektischen Zeitungs-Redakteurs aus Hamburg: „Wie bekommen wir ganz schnell ein Foto von Koschi auf der Intensivstation?", fragt er barsch. „Gar nicht", entgegnet Gaby. „Thomas braucht Ruhe! Es wird keine Bilder aus dem Krankenzimmer geben!" Gabys Anspannung wächst. Wie stellen sich solche Journalisten das Leben eigentlich vor? Da liegt ein Mensch todkrank im Bett, ist vielleicht gerade noch mal eben so dem Teufel von der Schippe gesprungen, alles, was er braucht ist Ruhe – und sie denken nur an die nächste Exklusiv-Story? „Entweder bekomme ich das Foto, oder ich schreibe Koschwitz so nieder, dass er nie wieder eine Fernsehsendung moderiert!“, kommt es wutschnaubend aus dem Telefonhörer. Gaby Allendorf hat in der Showbranche schon sehr viel erlebt. Boulevardblätter brauchen Stories. Aber das hier geht entschieden zu weit. Sie zögert keine Sekunde, ihr Herz schlägt vor Wut bis zum Hals. „Wenn ich Sie richtig verstanden habe, hat sich unsere weitere Zusammenarbeit gerade erledigt“, sagt sie und legt auf.

Seit zwei Tagen quält sich Cindy in meiner Wohnung in Berlin. Wir hatten sie nach Hause geschickt, um sie vor dem Pressetrubel zu schützen. Tim oder Anne an meinem Krankenbett zu finden ist auch aus Pressesicht okay, aber nicht auch noch die neue, sehr junge Freundin. „Ist sie an seiner Seite?“, „Ist die junge Freundin schuld am Schlaganfall?“, „Wie sich die beiden kennen lernten!“, oder „Jetzt spricht die Freundin. Exklusiv mit ersten Bildern aus dem Krankenhaus.“ Solche Schlagzeilen wollen wir vermeiden. Cindy und ich sind zu frisch zusammen. Vielleicht würde ihr der ganze Trubel zu viel. Es ist auch schwer, einen Menschen, den man gerade kennen gelernt hat, in so einer schweren Lebenslage zu begleiten. Das können nur sehr, sehr starke Menschen. Dass Cindy dazu gehört, begreife ich erst Wochen später.

Einstweilen ist sie in meiner Wohnung gut aufgehoben. Dort zergeht sie allerdings vor Sorgen. Die Zeit will einfach nicht verstreichen. Ich bin doch ihr Freund. In solch einer Situation muss man doch dabei sein, um zu sehen, wie man helfen kann. Das sind ihre Gedanken, während Zeitungs- und Fernsehredaktionen darüber beraten, wie sie meine Geschichte aufbereiten können.

Abends läuft die Meldung offenbar in fast allen Nachrichtensendungen. Nina Ruges „Leute heute“ berichtet ebenso wie Peter Klöppel bei RTL-Aktuell, Blitz von Sat.1 genauso wie Hessen 3 in der Hessenschau. Die alten Kollegen zeigen in Ermangelung aktueller Bilder Ausschnitte aus einer meiner ersten Sendungen beim Hessischen Fernsehen 1986! Das alles erfahre ich aber erst Wochen später von Freunden. Am 8. und 9. Oktober ist nichts so unwichtig wie eben jene Berichte.

Nach dem Gespräch mit Andreas und Gaby bricht für mich eine neue Zeitrechnung an. Die Zeit des „Schlages“ ist vorbei. Die Zeit des schnellen Reagierens auch. Kein Druck mehr von außen. Keine Reporter, keine Eitelkeiten. Jetzt begebe ich mich auf die Reise in ein neues Leben. Ich würde einiges lernen müssen. Schreiben zum Beispiel. Mit meiner fahrigen rechten Hand ist daran nicht zu denken. Laufen. Bis jetzt hat man mir nur gesagt, dass ich mich nicht auf den Beinen halten könne. Genau weiß ich das nicht. Woher auch, ich kann mich nicht mal alleine aufrichten. Waschen, duschen, anziehen. All das würde ich lernen müssen. Selbst das Telefonieren fällt mir schwer: Ich spüre den Impuls meiner Besucher, mir bei allen Handgriffen helfen zu wollen, weil es bei mir so lange dauert. Glas oder Flasche reichen, Früchte schneiden. Immer schießen helfende Hände hervor, um mir möglichst alles abzunehmen. Ich gelte als behindert. Plötzlich gehöre ich zu jenen Menschen, denen man mit diesem leichten Bedauern im Blick begegnet.

Behindert. Das waren die Schülerinnen und Schüler, die Lorchi und ich in unserem Zivildienst betreut hatten. Zum Teil sabbernde junge Leute, die nicht sprechen und außer einem leicht irren Lachen nichts konnten, was mit menschlicher Kommunikation, so wie wir sie kennen, zu tun hatte. Einige der Schüler habe ich sehr ins Herz geschlossen, weil sie einen hinreißenden Charakter hatten.

Behindert, wie Wolfgang Schäuble, der nie wieder aus seinem Rollstuhl wird aufstehen können. Der darauf bestand, in meiner 100. Sendung „Koschwitz" einen kleinen Tisch vor sich aufgestellt zu bekommen, damit man ihn eben sitzen sieht, ganz normal, so als sei das Attentat nie passiert. Aber haben sie ihn mal gesehen, wenn er von den Kameras bedrängt wird, vor dem Reichstag zum Beispiel? Alle stehen, nur er muss sitzen. Die Kameragalgen hängen bedrohlich über ihm. Andererseits kann man den Medienleuten keinen Vorwurf machen: Uns Fußgängern fällt gar nicht auf, dass wir es sind, die behindern.

Mich treibt schon den ganzen Tag die Idee um, in meiner Berliner Redaktion anzurufen. Matthias Grau ist nicht da, so dass ich es bei Kai-Uwe Wolf versuche, einer weiteren Stütze unserer kleinen Vier-Mann-Redaktion. „Hier ist Thomas", sage ich ins Telefon. „Wer ist da?" Am anderen Ende ist Kai-Uwe, mit dem ich nun fast zwei Jahre jeden Tag Sendungen vorbereitet und diskutiert habe. „Mann, Kai-Uwe ich bin's: Thomas!" „Oh Gott", höre ich nur. „Ich hab dich nicht erkannt..." Sofort verfällt er in seine journalistische Routine: „Stimmt das, was man in den Agenturen lesen kann, dass es dir schon viel besser geht?" Immerhin kann ich reden – im Gegensatz zu anderslautenden Meldungen in den Zeitungen. „Ja, es war nicht so schlimm. Ich habe Glück gehabt. Ich kann sprechen und denken. Wie geht's euch denn? Könnt ihr die vier Sendungen einsetzen?" „Ja, Mann, mach dir mal keinen Kopp. Hier läuft allet", berlinert er. Er hat Recht. Meine Crew würde alles richtig machen. Erst die Sendungen der letzten Woche bringen und anschließend einfach ein paar wiederholen, bis ich wieder an Bord bin.

Als Kai-Uwe aufgelegt hat, geht er relativ blass in den breiten Gang, der unsere Redaktionsräume miteinander verbindet, und ruft laut in die offen stehenden Büros: „Ich hab' den nicht erkannt. Vielleicht geht's ihm besser, wenn man den Meldungen glauben darf. Ja, klar denken kann er, glaube ich, aber das ist nicht mehr unser Thomas." Kai-Uwe gehört zu den Menschen, die sich Krankheitsbilder bis ins kleinste Detail vorstellen können und je nach Gemütslage auch felsenfest davon überzeugt sind, dass just sie genau an dieser Krankheit erkrankt sind und mit großer Sicherheit daran sterben werden. Wir haben während unserer diversen Besprechungen schon häufig auf Kosten von Kai-Uwe gelacht, denn die Krankheiten wurden immer abstruser, die ihn befielen. Und natürlich ist er immer kerngesund. Der Tumor im Kopf entpuppte sich als leichter Kopfschmerz. Die Schatten auf der Lunge als schlichte Grippe. Kai-Uwe befindet sich in prominenter Gesellschaft: Harald Schmidt und Jürgen von der Lippe leiden wie Medizinstudenten, denen während des Studiums die breite

Palette möglicher Krankheiten vorgestellt wird, an jeder sich ergebenden Variante, sobald sie auch nur Ansätze der beschriebenen Symptome zu fühlen glauben.

Jetzt aber hat Kai-Uwe ein konkretes und drastisches Beispiel aus seiner direkten Umgebung: Der (relativ) junge, gesund, weil sportlich lebende Thomas Koschwitz, der sogar vor einem Monat (er wollte abnehmen) dem Alkohol komplett entsagt hat, der bekommt aus heiterem Himmel einen Schlaganfall. Klar, er kann reden. Aber seine Stimme klingt so völlig anders. Kai-Uwe beschließt an diesem Abend, die Idee zu beerdigen, wir vier könnten uns in aller Form mit der Sendung „Koschwitz“ von den Zuschauern verabschieden. Matthias, der irgendwann später auftaucht, und die Redaktionsassistentin Silke Teichmann freuen sich einerseits, von mir gehört zu haben, aber der düstere Bericht von Kai-Uwe macht sie nicht gerade glücklich.

Am späten Nachmittag erscheint Cindy schwer bepackt mit Koffern und Taschen. Ich soll krankenhaustauglich gemacht werden: Eigene T-Shirts, Turnschuhe, einen Trainingsanzug und vor allem: Wäsche. Nicht nur für drei Tage in München, sondern für Wochen in Bayern. Als Cindy mich sieht, nimmt sie mich fest in den Arm, Tränen laufen ihr die Wangen herunter. Sie hatte verstanden, dass sie nicht dem Großansturm der Journalisten in die Arme laufen sollte, aber andererseits lag der Mann, den sie liebte, im Krankenhaus. Scheiß doch auf die Presse. Irgendwann, sehr viel später, sagt sie mir: „Ihr in eurer Fernsehwelt tut euch nur weh. Ihr habt ’nen Knall. Ihr tut so menschlich, aber seid es nicht für fünf Minuten!“ Sie hält mich oft stundenlang im Arm. Wenn ich sie anblicke, sehe ich sie doppelt. Meine Augen sind noch nicht in der Lage, wieder ein normales, dreidimensionales Bild herzustellen.

Donnerstag, 10. Oktober

Die Nacht habe ich entweder auf der linken Seite oder auf dem Rücken liegend verbracht. Alle Bewegungen meines Körpers steuere ich mit den Armen, indem ich mich an den Gitterstäben rechts und links am Kopfende hochziehe oder eben zur Seite drehe. Schwester Reghinas resolute Art führt dazu, dass ich immer öfter aufgerichtet in meinem Bett sitze, zum Beispiel fürs Frühstück, das auf einem fahrbaren Tablett vor mir aufgebaut wird. Allein der Kaffeeduft mobilisiert alle Lebensgeister in mir. Heute muss ich aber nüchtern bleiben. Eine unschöne Untersuchung ist von der Sprachtherapeutin angeordnet worden. Erst wenn sie sich sicher sei, dass mein Schluckmechanismus auch wirklich funktioniere, könne sie die Verantwortung für mich übernehmen.

Wieder werde ich durch Gänge und Flure geschoben. Inzwischen habe ich begriffen, dass das Krankenhaus in einen Alt- und in einen provisorischen Neubau unterteilt ist. Ich nehme mir vor, diesmal den blauen Gang genauer zu betrachten. An der Decke entlang laufende Rohre deuten darauf hin, dass es ein Kellergang ist. Erstaunlicherweise ist er trotzdem schön ausgeschmückt. Menschen hasten diesen Gang entlang wie in einer zukünftigen Welt. Die blauen, grünen und weißen Kittel der verschiedenen Krankenhausangestellten erinnern an die Uniformen von Raumschiffbesatzungen aus Filmen.

Jetzt sehe ich Bilder an den Wänden. Ich kann nicht genau erkennen, was sie zeigen, aber die „Sterne“, die ich bislang dort vermutet habe, entpuppen sich als kleine Glühbirnen, die zu den Bildern gehören. Komisch, eine Unterwelt, die in den Himmel führte. Wenn ich die Augen schließe, kann ich nicht mehr unterscheiden, ob mein Bett mit dem Fußende oder mit dem Kopfende voran fährt. Jede Drehung erzeugt Übelkeit wie während einer Achterbahnfahrt. Oben und unten kann ich sehen, aber nicht fühlen.

Ein äußerst gut gelaunter Arzt will meine Schluckfähigkeit untersuchen. „Mal schauen, ob wir durch Ihre Nase durchkommen“, begrüßt er mich. Mir sind solche Sonden, die durch irgendeine Körperöffnung geführt werden, sehr unheimlich. Vor allem die Vorstellung – und ich leide an einer sehr bildstarken Phantasie – dass nun eine Kamera durch mein Riechorgan getrieben würde, um Bilder meines Rachens zu machen, versetzt mich in leichte Panik. Nur nicht hingucken. „Ha, wir sind schon drin!“ Okay, dieser AOL Boris Becker Scherz musste sein. „Das Schlimmste haben Sie überstanden. So, jetzt schlucken Sie mal.“ Später schaue ich mir die Videoaufnahme meiner Innereien an. Man erstarrt schon in Ehrfurcht, wie genial das alles konstruiert ist. Ein Deckel schiebt sich vor die Luftröhre und verhindert, dass Getränke oder Nahrung hineingelangen.

Ich muss trinken und blaugefärbte Brötchenstücke essen. Es ist alles in Ordnung. Bis auf meine rechte Stimmlippe im Kehlkopf. Die ist gelähmt. Deshalb klingt meine Stimme so anders. Deshalb hat Kai-Uwe mich am Telefon nicht erkannt. Um sprechen zu können, braucht's beide Stimmlippen. Zwanzig Jahre lang habe ich mit diesen beiden winzig kleinen Körperteilen mein Geld beim Radio verdient. Und nun hat eine der beiden ihren Dienst quittiert. Es gibt eine Reihe von Freunden, die sagen, dass meine Stimme mein eigentliches Kapital sei. Sie sollte ich einsetzen, statt im Fernsehen in hirnlosen Shows aufzutreten. Mich interessiert an diesem Morgen und in diesen Tagen eigentlich nur, dass ich wieder unfallfrei essen kann. Schwester Reghina würde ab sofort nicht mehr ihre Kompetenzen überschreiten, wenn sie mich frühstücken ließ. Schön! Die Sprachtherapeutin droht ihre Besuche für die nächsten Tage an. Sprechübungen seien dringend notwendig.

Als ich in mein Krankenzimmer komme, ist es voll mit Blumen und Gästen. Urs Rohner, der Vorstandsvorsitzende der ProSiebenSat.1 Media AG, hat ebenso einen Strauß geschickt wie Claus Larass, N24-Chef, und Andreas Bartl von Kabel 1. Sogar Menschen, denen ich nur ein einziges Mal begegnet bin, wie der aus meiner Sicht sehr witzige Michael Kosslar, der auch sämtliche Fernsehsender Deutschlands schon beglückt hat, hat mir Blumen geschickt.

Die Faxe und Anrufe nehmen kein Ende. Tim berichtet, wer sich auf meinem Handy gemeldet hat. Die Presseflut ist vorbei. Jetzt melden sich Freunde und Verwandte, Ex-Freundinnen und Kollegen aus meiner Vergangenheit. Kurz nachdem in Krankenhäusern üblichen frühen Mittagessen erscheinen zum ersten Mal zwei Krankengymnastinnen, die mich zunächst sehr schüchtern mit dem Gedanken vertraut machen, dass ich Beingymnastik treiben müsse.

Und zwar mit einer Art Fahrrad, das am Fußende befestigt wird, damit der Patient im Liegen in die Pedale treten kann. Außerdem wolle man versuchen, mich nach fast einer Woche des Liegens in eine aufrechte Sitzposition zu befördern. Dazu wird zunächst das Kopfende meines elektrischen Bettes nach oben gefahren. Ich liege auf meiner gewohnten linken Seite und soll nun meine Beine aus dem Bett auf den Boden stellen. Schnell werden mir Turnschuhe angezogen.

Die Schwindelbilder kreisen immer schneller in meinem Kopf. Beherzt greift Sabine, die Physiotherapeutin, unter meine linke Achsel, um mir auf den letzten Zentimetern zu helfen, in eine gerade Position zu kommen. Glücklicherweise sitzt auf meiner rechten Seite Carolin, die Ergotherapeutin, die meinen ungebremsten Fall nach rechts verhindert. Das war nichts! Ich sitze für Sekunden auf meinem Hintern, die Füße aus dem Bett baumelnd, und drohe umzukippen. Nur weil ich gehalten werde, falle ich nicht um. Meine gesamte rechte Seite ist gelähmt und damit für mich nicht vorhanden. Ich habe keinen Einfluss auf die Muskeln, die mich rechts sonst immer im Gleichgewicht halten. Nach wenigen Sekunden bitte ich darum, mich wieder hinlegen zu dürfen, aber es ist schon zu spät: Ich kotze im hohen Bogen das Mittagessen aus. Mein Magen krampft sich zusammen, und sofort habe ich dieselbe Situation vor Augen, wie ich sie vor knapp einer Woche erlebt habe.

Wieder hänge ich über dem linken Bettrand. Wieder werden mir schnell so genannte Nierenschalen gereicht. Den Mädchen ist das alles peinlich. Aber was sollen sie tun? Mein Gleichgewichtssinn rebelliert gegen alles, was sich als neu oder ungewohnt herausstellt: schnelle Bewegungen, Drehungen, auf der rechten Seite liegen und aufrecht sitzen. Jetzt begreife ich, dass nicht nur mein rechter Arm und (deutlich weniger betroffen) mein rechtes Bein, Probleme nach dem Schlaganfall haben, sondern meine ganze rechte Seite. Stellen Sie sich ein Kissen vor, das auf seiner schmalen Seite nach oben steht. Wenn man dieses Kissen ein bisschen in sich zusammen sacken lässt und es gleichzeitig nach links verdreht, hat man in etwa das Bild, das mein Körper jetzt bietet: Meine linke Seite hält mich aufrecht, weil die rechte Seite nicht mehr weiß, wie man das macht. Dabei verdreht mich die linke Seite nach links, und ich versuche, mit einer verkrampfenden rechten Schulter mich auch rechts aufrecht zu halten. Ein trauriges Bild. Außerdem ist an aufrechtes Sitzen ganze sechzig Sekunden zu denken. Alles andere endet in kleinen Nierenschalen. Ich taufe die beiden Mädchen schnell die „Terroristinnen". Jeden Tag wenn sie mich besuchen, wissen wir drei, wie es enden wird. Trotzdem werde ich aber nicht depressiv oder ungeduldig. Ich gebe nicht auf.

Tim hat aus seinem Besuch in München eine Mission gemacht: „Papa muss seine gute Laune behalten." Um dieses Ziel zu erreichen, lädt er alle Menschen ein, von denen er weiß, dass sie mir gut tun würden. Dazu gehört auch mein langjähriger Freund Werner Reinke. In Hessen ist dieser Mann eine Radiolegende. Noch zu meiner Schulzeit hörte ich seine markante Stimme in der „Hitparade International", jeden Donnerstag um 19.30 Uhr bei HR HR 31. Das war 1974. Irgendwie habe ich mir immer vorgestellt, dass ich all die Menschen, die ich im Radio damals hörte, auch einmal persönlich kennen lernen würde. Ja, das war ein kindlich naiver Traum, denn wer hat im wirklichen Leben tatsächlich die Gelegenheit, die Menschen aus den Medien zu treffen? Ich schon. Ich habe sie alle kennen gelernt: Hanns Verres, Vorgänger von Werner Reinke in der „Hitparade“ und unser späterer Chef, genauso wie eben auch Werner. Als ich 1975 während meines Abiturs, genauer: zwischen der schriftlichen und mündlichen Prüfung, die Sprechprobe für Nachrichtensprecher im Hessischen Rundfunk bestand, begann ich, ohne es zu wissen, exakt den selben Berufsweg.

Werner war immer wie ein großer Bruder zu mir. Er brachte mir bei, wie „Radio“ funktioniert, was man beachten muss, wenn man allein in einem schallisolierten Raum sitzt und doch jedes Wort von Millionen Hörern wahrgenommen wird. Er war gleichzeitig mein Held und mein Ausbilder. Allerdings war unser Verhältnis nicht gleich so spannungsfrei und tief freundschaftlich wie heute. Ende der siebziger Jahre bestritten wir eine gemeinsame Silvestersendung auf HR 3. Dabei müssen Sie sich vorstellen, dass wir tatsächlich „Radio aus der Hand“ gemacht haben. Sowohl Werner als auch ich kamen mit unseren Plattenkoffern ins Funkhaus und legten die Scheiben (damals noch aus Vinyl!) nach Lust und Laune auf. Pop, Rock’n Roll, Philisound (Mother, Father, Sister, Brother, abgekürzt MFSB, erinnern Sie sich noch?), Hardrock. Alles, was zum Tanzen geeignet war, sendeten wir. Das Telefon stand die ganze Nacht nicht still. Werner Reinke war der Superstar des Radios und ich sein Juniorpartner. Es war eine ähnliche Liaison wie sie zwischen Thomas Gottschalk und Günther Jauch bei Bayern 3 entstand.

Werner war in dieser Silvesternacht nicht gut drauf. Bei einem Skiunfall in Zürs am Arlberg hatte er sich den Daumen gebrochen und wäre außerdem beinahe in einer Steilwand abgestürzt. Immer wieder übermannten ihn die Schmerzen. Ich wusste das allerdings nicht, und so erlebte ich einen etwas überdrehten, vor allem aber sehr dominanten, mich ständig abdrängenden Kollegen. Ich fühlte mich wie der letzte Idiot. Meine Eitelkeit war sehr gekränkt. Kurz nach Mitternacht verließen Werner dann die Kräfte, und ich sendete plötzlich fast allein den Rest der Nacht. Morgens um vier war die Radioshow vorbei. An diesem Morgen hatte ich die Faxen dicke. Erst plusterte sich dieser aufgeblasene Radiostar auf, machte nur Jokes auf meine Kosten, um sich dann später wegen der starken Schmerzen fast vollständig zurück zu ziehen und mir das Feld zu überlassen. Rangunterschiede ja, aber ich war doch nicht der Dödel von Reinke. Dies teilte ich sehr unmissverständlich dem damaligen HR 3-Wortchef Werner Klein mit, der die Nacht als Produzent begleitet hatte.

Eine Woche nach Silvester rief mich Werner an. Er habe gehört, dass ich nie mehr mit ihm zusammen arbeiten wolle. Das würde er respektieren. Ob wir dennoch gemeinsam zu Mittag essen könnten? Er brachte einen Schuhkarton mit. Er verstand meinen Ärger. Gab zu, dass er ungeduldig, cholerisch und dominant sei. Bat um Nachsicht, er sei aber doch kein schlechter Mensch. Dann packte er aus dem mitgebrachten Schuhkarton Briefe aus. Es waren Hunderte. Hörerinnen und Hörer beschworen uns, doch bitte so weiter zu machen. Noch nie sei eine Silvestersendung so vergnüglich gewesen wie diese. Andere beschimpften Werner, dass er besser mit mir umgehen solle, fanden aber, wir würden zusammen passen. Das war der Beginn einer großen Freundschaft. Seit diesem Tag spielten wir zusammen die „Terrible Twins". Gags entstanden zum größten Teil aus Situationskomik. Das, was wir heute als Comedy im Fernsehen erleben, gab es damals fast gar nicht. Reinke und ich machten uns gegenseitig über uns lustig, aber alle spürten immer: hier sind zwei Freunde unterwegs.

Jahre später bat mich Werner einmal, in seiner Sendung, die HR 3-Hitparade, den Verkehrshinweis zu sprechen, er müsse in der Zeit noch den so genannten Schnelldurchlauf vorbereiten. Verkehrshinweise zu sprechen gehörte zu den Übungen, die wir alle im Tiefschlaf konnten. „Zwischen dem Seligenstädter Dreieck und Würzburg-Kist zehn Kilometer Stau", oder „Zwischen Friedberg und Bad Homburger Kreuz acht Kilometer..." Es waren immer die selben Autobahnabschnitte, es waren fast jeden Tag die gleichen Staus. Ich schaute mir deshalb die Blätter, auf denen die Meldungen standen, gar nicht mehr an. Im Radio hörte man die letzten Takte von den Simple Minds, als Werner, scheinbar nebenbei, folgenden Witz erzählte: „Es ist Karneval. Die Stimmung ist gelöst. Ein junger, übermütiger Bursche zerrt eine junge Frau in den Hausflur eines mehrstöckigen Hauses. Er sagt: ‚So Mädel, jetzt blas mir einen!' – ‚Ja, aber das habe ich noch nie gemacht' sagt sie. Daraufhin er: ‚Dann hol mir wenigstens einen runter.' Sie schaut das Treppenhaus hinauf und teilt dann unschuldig mit: ‚Ja, aber ich kenn doch keinen hier im Haus.'"

Werner hatte das letzte Wort gesprochen, da war auch schon der Titel zu Ende, das Mikrophon offen und die HR3-Verkehrskennung lief. Ich trug zunächst souverän den ersten Stau vor. Aber nach 20 Sekunden war's mit meiner Fassung vorbei. Ich prustete und blubberte vor Lachen. Minutenlang! Werner, der sämtliche Regler selbst steuerte, ließ das Mikrophon offen. Hessens HR 3-Hörer wurden Zeuge eines lachenden Thomas Koschwitz, der sich offenbar nicht mehr halten konnte. Werner, der mucksmäuschen still blieb, liefen die Lachtränen die Wangen herunter. Hagen Wittig, der Produzent der Sendung, tauchte lachend hinter einer Bandmaschine ab. Wenn Sie den wunderbaren Film mit Robin Williams „Good Morning, Vietnam!" gesehen haben, dann wissen Sie, dass Hörfunkstudios zwar schalldicht gegeneinander abgeschottet, aber optisch durch Fensterscheiben verbunden sind. Man sieht also, was sich im Studio abspielt. So war es auch bei HR 3.

Techniker und andere Schaulustige drückten sich die Nasen an den Scheiben des Nachbarstudios platt, um zu sehen, warum ich nicht mehr aufhörte zu lachen. Werner beendete irgendwann den Spuk, indem er selber die Meldungen fertig las. Ich hatte einen hochroten Kopf. Werner lachte noch immer. Derlei Szenen passierten häufiger. Inzwischen gibt es im Internet diverse Sites, auf denen alte Radioansagen von Reinke und mir zu finden sind. Wir waren wahrscheinlich für einige „Kult". Mir war das damals aber nicht bewusst. Ich musste am nächsten Tag zum Chef: Hanns Verres. Eine imposante Gestalt. Zwei Meter groß. Sein Büro war sehr geräumig, und der Besucher musste viele Meter zurücklegen, bis er endlich am Schreibtisch Platz nehmen konnte. Hanns lag fast immer in seinem Bürostuhl. Sein mächtiger Bauch wölbte sich aus dem Sessel hervor. Seine Arme verschränkte er hinter dem Kopf, er wippte leicht mit dem Stuhl, der zuweilen beängstigend quietschte, und begann seine Monologe. Hanns Verres war einst, wie Werner, ein Radiostar. Eine unglaubliche Stimme, gepaart mit einer Eloquenz, die es – vielleicht abgesehen von Harald Schmidt – heute einfach nicht mehr gibt. Diesem liebevollen Monstrum saß ich nun gegenüber, um mir die Standpauke für den verlachten Verkehrshinweis abzuholen.

Damals hatten polizeiliche Verkehrsnachrichten einen offiziellen Charakter. Durch den berühmten Hinztriller wurden alle Radiogeräte in den Autos lauter gedreht, damit alle den Verkehrsnachrichten zuhören konnten. Und in diese heilige Veranstaltung hatte ich einfach hinein gelacht. Wie ich mir das denn vorstelle? Ob mir die Wichtigkeit dieser Verkehrsnachrichten überhaupt bewusst sei? Ich hätte schließlich eine Verantwortung. Der Monolog nahm kein Ende, und ich sah sowohl meine Radiokarriere als auch mein weiteres Leben in düsteren Wolken verschwinden. Nicht die schwache Quote konnte mich damals feuern, sondern ein starker Chef. Als ich mich auf den Rückweg über den langen Teppich zur Tür seines Büros machte, rief er hinter mir her: „Thomas“, ich drehte mich um, „es war übrigens meine Idee, dich mit diesem Witz zum Lachen zu bringen. Ich hab es auf Kassette. Sollte ich mal einen schlechten Tag haben, spiel ich's mir vor. Deine Lache ist unglaublich. Du warst so!“ Und bei diesem „so“ formte er seine Finger zu einem O, um mir zu signalisieren, wie großartig er meinen Auftritt fand. Reinke und Verres hatten also ihr Spielchen mit mir gespielt, und ich war darauf reingefallen. In diesen Zeiten wurde unglaublich viel gelacht. Unsere Radio-Ideen entstanden zu großen Teilen in Kneipen. Wir hatten wahnsinnig viel Spaß an unserer Arbeit. Etwas, was heute in den Funkhäusern mehr und mehr verloren zu gehen scheint. Oder kennen Sie einen Radiochef, der seine Mitarbeiter verarscht und gleichzeitig wie eine ganze Armee hinter ihnen steht, wenn sie jemand anzugreifen versucht? Ich nicht.

Die Chefs wechselten, und eines Tages verließ Werner wutentbrannt den Sender. Die Zeiten des „freien“ Radios waren vorbei. Das sogenannte Formatradio trat seinen Siegeszug an. Aus allen Privatsendern und öffentlich-rechtlichen Radioprogrammen ertönten Slogans a la: „Das Beste der Siebziger und das Beste von heute.“ Alle Musiktitel wurden beim Publikum getestet. Mit anderen Worten: Unbekannte Künstler oder nicht ganz so populäre Musikstücke hatten kaum noch eine Chance. Die Chefs der Radiostationen wollten als Moderatoren keine unbequemen Stars mehr, sondern immer gleich gute Stimmen. Werner wurde unbequem und ging. Erst jetzt, 13 (!) Jahre später sendet er wieder für HR 3, weil die Hörer sehr nachdrücklich nach ihm verlangt hatten, als er anlässlich einer Geburtstags-Sondersendung von HR 3 wieder on air war. So wie die 80er-Show mit Olli Geißen bei RTL große Erfolge feiert, so feiert Reinke Erfolge mit seinem Comeback.

Und nun steht Werner Reinke an meinem Krankenbett. Er scheint mir älter geworden zu sein, hat aber immer noch den gleichen Schalk im Nacken wie früher. „Na, Alter, was treibst Du denn für Sachen?“ Die Meldungen aus den Zeitungen und die Nachrichten haben ihn stark beunruhigt. Ich erzählte ihm ausführlich, was passiert ist. Unser Kontakt ist nie ganz abgerissen, aber natürlich haben wir uns in letzter Zeit deutlich weniger gesehen. Als ich 1994 zum Fernsehen ging, war unsere Zeit lange vorbei. Er war aus dem Radio ausgeschieden, und ich versuchte längst, meinen Weg allein zu gehen, ohne meinen Mentor. Vielleicht wollte ich auch seine Ratschläge nicht mehr. Er war lange genug mein großer Bruder gewesen. Das ging am Anfang soweit, dass ich ihn kopierte. Später fand ich glücklicherweise meine eigene Form. Über all die Jahre ist aber diese Freundschaft geblieben, die ich – ich muss das zugeben – zum Schluss nicht sehr gepflegt habe.

Das Fernsehen und die neuen Freunde sind mir wichtiger geworden als meine Wurzeln. Ein fataler Fehler. Eigentlich wollte ich zu seiner ersten Radiosendung nach 13 Jahren nach Frankfurt fahren, um ihm einfach mal wieder zuzuschauen. So, wie ich es als Anfänger vor 27 Jahren getan hatte. Aber da tickte schon meine Stressuhr sehr laut. Eine Woche bevor mich der Schlaganfall von den Füßen holte, fing er wieder an zu senden.

Immer mehr Gäste besuchen mich, wie zu besten Talkshowzeiten. Werner, Cindy, Janine und Tim sitzen bei mir im Zimmer oder machen von Zeit zu Zeit Zigarettenpausen in der Krankenhauskantine. Dazu gesellt sich Astrid Quentell, Unterhaltungschefin von Kabel 1, und Petra Fink, PR-Chefin von Kabel 1. Beide bemühen sich rührend um mich. Im 10-Tagestakt bekomme ich Früchtekörbe zugeschickt. Ich soll spüren, dass Kabel 1 und seine Crew an mich glauben und mich nicht fallen lassen würden.

Abends bin ich endlich wieder allein. Jetzt erst merke ich, wie viel Kraft mich diese Besuche kosten. Wenn ich nicht mehr abgelenkt werde, spüre ich meine Kopfschmerzen. Die Klaviersaite, die von meinem Hals über den Kopf gespannt scheint, macht sich quälend bemerkbar. Morgen steht eine weitere unangenehme Untersuchung ins Haus: Durch den Mund soll eine Sonde in die Speiseröhre eingeführt werden, um von innen mein Herz untersuchen zu können. Mit Ultraschall von außen würden die Rippen stören. Um völlige Gewissheit zu haben, dass die Herzscheidewand kein Loch habe, das eine Ursache für den Schlaganfall sein könnte, sei diese Maßnahme dringend erforderlich. Ich habe Angst.

Freitag, 11. Oktober, 17.00 Uhr

Ich habe ein Formular unterschreiben müssen, mit dem ich bestätige, über die Gefahren der Herzwanduntersuchung informiert worden zu sein. Mich überkommt ein mulmiges Gefühl. Alles ist riskant im Leben. Aber warum muss ich speziell bei dieser Untersuchung mein Einverständnis erklären? Mein Bett wird wieder in den neuen Trakt gefahren. Inzwischen kann ich meine Augen schon etwas länger aufhalten, auch wenn ich die Bilder immer wieder doppelt sehe. Im blauen Gang erkenne ich im Vorbeifahren die Sternenbilder immer besser. Ich sehe auch die blauen Wasserrohre unter der Decke. Warum gibt es diesen Gang? Wer hatte ein Interesse, gerade hier, in diesem vielbenutzten Kellerdurchgang, ein Kunstwerk zu installieren? Da muss ich mal nachhaken. Mein Interesse für die Dinge und Menschen in meiner unmittelbaren Nähe nimmt deutlich zu. Den Baum vor meinem Zimmer etwa betrachte ich so oft es geht sehr aufmerksam. Jeden Tag verliert er mehr von seinen gelben Blättern. Ich werde – zum ersten Mal seit Jahren – in Ruhe den Herbst beobachten können.

Den Flur, auf dem ich abgestellt werde, kenne ich schon. Hier musste ich bereits vor ein paar Tagen warten. Der bärtige, sympathische Dr. Nickels schlurft mit einem Kaffeepott den Gang herunter zu seinem Labor. Drinnen höre ich einen anderen Mann fluchen. „Es geht nicht!“ – „Fahr den Computer ganz herunter und dann wieder rauf, vielleicht reagiert er dann“, sagt Dr. Nickels. „Der macht gar nichts.“ Dr. Nickels dreht sich mir zu „Grüß Gott, Herr Koschwitz. Unsere Geräte spinnen. Wir versuchen´s jetzt nochamal, aber wenn's nicht geht, verschieben wir´s halt.“ Hoffnung keimt in mir auf. Vielleicht musste ich heute doch keinen Schlauch schlucken, der mir todsicher wieder Übelkeit bescheren würde. „Sie müssen sich keine Sorgen machen“, sagt Dr. Nickels als ob er meine Gedanken lesen könnte. „Ich kenn' Sie übrigens lange! Ich hab´ in Frankfurt studiert, und Sie sind doch der Koschwitz aus dem Radio.“ Es ist ein schönes Gefühl, immer mal wieder Menschen zu treffen, die mein erstes Leben zum Teil verfolgt haben. Dieses Leben in Marburg und Frankfurt, das ich zwanzig Jahre lang gelebt habe. Ein – im Nachhinein betrachtet – sorgloses Leben. Mit vergleichsweise wenig Aufwand haben wir damals sehr viele Menschen erreicht. „Ich hab mit Ihnen studiert. Ich hab' die Musik gemocht, die Sie gespielt haben. Dann haben Sie den Gottschalk vertreten, wann war das noch mal?" „Sommer 1994", entgegne ich. Mir scheint das endlos lange her zu sein.

„Wir werden gleich, wenn's klappt, Ihr Herz untersuchen", wechselt Dr. Nickels das Thema. „Wir schauen genau nach, ob sich irgendwo in Ihrem Herzen ein Loch befindet." „Warum?" „Um zu sehen, ob Sie vielleicht durch eine Verwirbelung, die durch das Loch entsteht, einen Thrombus in Ihrer Blutbahn haben."

„Ich habe die Kiste zum Laufen gebracht!", höre ich die Stimme aus dem Labor. „Na dann können wir ja", sagt Dr. Nickels zuversichtlich. „Sie brauchen wirklich keine Angst zu haben. Sie werden jetzt örtlich betäubt, damit Ihr Würgereiz reduziert wird. Dann schiebe ich Ihnen einen relativ dicken Schlauch durch den Mund, an Ihrem Kehlkopf vorbei. Hierbei müssen Sie schlucken, damit ich nicht in Ihrer Luftröhre lande." Eine beruhigende Vorstellung, dass ausgerechnet mein Schluckvorgang die alles entscheidende Untersuchung voran bringen würde. Ich sehe mich schon würgen und rebellieren. Aber der Doktor versteht sein Handwerk. „Jetzt! Schlucken Sie! Genau! Sie haben den schlimmsten Teil schon überstanden!" Erstaunlicherweise muss ich wenig würgen. Die örtliche Betäubung wirkt also. Ich sehe und spüre, wie der schwarze Plastikschlauch immer tiefer in Richtung Magen geschoben wird. Unangenehm. Sehr unangenehm. „Wunderbar, ich kann alles sehr gut erkennen." Ich beiße auf einen Mundring, durch den der Schlauch in meinen Mund geführt wurde und liege auf meiner linken Seite. Wie ein waidwundes Tier auf seinem Lager. Dr. Nickels spricht ruhig auf mich ein. „Jetzt werden wir gleich ein Kontrastmittel in Ihre Vene spritzen, damit ich die Herzkranzgefäße besser sehen kann." Macht nur, denke ich.

Mein Arm sieht aus wie die Andockstation Mensch und Computer aus dem Film „Matrix". In meinen linken Arm läuft ständig ein Blutverdünnungsmittel. Die Dosiermaschine dafür geht im Krankenhaus ständig mit mir auf Reisen. Von ihr darf ich mich unter gar keinen Umständen trennen. Das Blutverdünnungsmittel stellt sicher, dass sich das Gerinnsel in meinem Kopf auflöst. Außerdem wird mir regelmäßig Kochsalz in den Arm geleitet, um Flüssigkeitsmangel zu vermeiden. Es muss nur ein Schraubverschluss geöffnet werden, und schon kann jede beliebige Flüssigkeit in meinen Körper gelassen werden. Jetzt also Kontrastmittel. „Pressen Sie bitte so, als müssten Sie aufs Klo!" Das machte ich. „Wunderbar! Ich sehe alles!" Dr. Nickels kann mich vollständig beruhigen: „Viele Schlaganfälle werden durch ein Loch im Herzen ausgelöst. Bei Ihnen ist dies nicht der Fall!" Der Schlauch läuft aus meinem Mund wie eine dünne Schlange. Ihn wieder loszuwerden, ist eine unglaubliche Erlösung. Die Angst, diese Untersuchung könnte mich in irgendein Problem stürzen, ist vorbei.

Während wir darauf warten, dass mich wieder jemand zurückschiebt, fragt Dr. Nickels: „Machen Sie eigentlich noch Radio?" „Nein", schmunzele ich. Andererseits, schießt mir durch den Kopf, mache ich jetzt auch kein Fernsehen mehr. Meine Show auf N24 läuft zwar auch jetzt in diesen Tagen noch jeden Abend, aber das sind Wiederholungen. Das Beste aus den letzten drei Jahren. Eine merkwürdige Situation: Hier liege ich und kann mich kaum bewegen, habe arge Gleichgewichtsprobleme und Koordinationsschwierigkeiten, aber gleichzeitig läuft jeden Abend im Fernsehen eine Show, die mich als quietschlebendigen Menschen zeigt. Was die Zuschauer wohl sagen würden, könnten sie mich jetzt sehen? Ich verdränge diese Gedanken schnell wieder. Sie sind nur entstanden, weil einer der Ärzte das für mich übliche Muster verlassen hatte: Ich bin ein Kranker, der Arzt ist der Star. In den Momenten, in denen ich auf meinen Beruf und auf meine Wirkung in der Öffentlichkeit angesprochen werde, wendet sich das Blatt. Ich hatte das Leben dieses Arztes (unbewusst natürlich) beeinflusst. Ich hatte ihn mit dem Radioprogramm begleitet, beim Frühstück, im Auto, nachts bei wissenschaftlichen Hausarbeiten. Durch das Radio war ich sein Bekannter geworden, und nun hat dieser Bekannte nach meiner Herzwand geschaut. Aber schon auf dem Weg zurück in mein Zimmer bin ich wieder ganz in der Gegenwart, in der nur mein jetziger Zustand zählt. Kein Beruf, keine Karriere, keine Eitelkeiten.

Mittags erscheinen wieder die beiden „Terroristinnen“. Wieder soll ich am Bettrand sitzen. Wieder schieben sie mein Kopfteil nach oben, um mich aufzurichten. Wieder kotze ich. Sie kommen nicht einmal dazu, mir die Schuhe anzuziehen.

Morgens um 6.00 Uhr steigen Anne Koschwitz und ihre Freundin Frauke Weger in den ICE von Hamburg nach München. Eine lange Fahrt, aber auch eine gute Gelegenheit, alle Probleme der Welt zu diskutieren. Frauke und Anne haben in gewisser Weise ein ähnliches Schicksal. Beide sind Scheidungskinder. Beide haben bekannte Väter, die sich nach der Scheidung deutlich jüngeren Frauen zugewendet haben.

Das Verhältnis zwischen Eltern und Kindern ist immer ein ganz besonderes. Dazu gehört, dass Eltern nach Ansicht der Kinder genauso häufig Sex haben dürfen, wie Kinder auf der Welt sind. Also in meinem Fall genau zweimal. Kinder können und wollen sich nicht vorstellen, dass Eltern auch sexuelle Wesen sind. Das macht das Verständnis für den Partner eines Elternteiles so schwierig. Das Verhältnis zwischen Vätern und Töchtern ist in diesem Zusammenhang doppelt schwierig: Väter sind oft eine Art Leitfigur für die spätere Partnerwahl. Nicht selten verlieben sich Töchter als kleine Mädchen zunächst mal in ihre Väter, bis sie entdecken, welche Unmengen Fehler dieser Typ hat. Andererseits liegen (auch) Väter des Nachts wach, bis die Tochter endlich aus der Disko nach Hause kommt. Oder sie lauern mit einer geladenen Kalaschnikow auf dem Dach, um mögliche Verehrer der Tochter in die Flucht zu schlagen. Intelligente Fragen des Vaters wie: „Wo kommst du denn JETZT her?“ verbessern die Stimmung morgens um vier ganz besonders. Und dann wird das Scheidungskind plötzlich mit einer neuen Partnerin des Vaters konfrontiert. Die Kinder sind immer der Meinung, dass sie viel ältere Rechte haben, als die Neue an seiner Seite.

Zudem gibt es ein furchtbares, für mich nicht ganz nachvollziehbares, aber psychologisch lange bewiesenes Phänomen, dass die Kinder glauben, Schuld an der Trennung der Eltern zu haben. Es erschreckt mich immer wieder, wenn ich mir das vor Augen führe. Wer hat denn Schuld, wenn nicht die Eltern, die es nicht geregelt bekommen haben, eine für beide Teile erquickliche Beziehung zu führen? Töchter (und Söhne) beherrschen aber natürlich auch das

Spiel um die Macht, gerade, wenn sich die Eltern getrennt haben. Töchter sind häufig kleine Prinzessinnen, die durchaus wissen, wie sie ihren Willen beim (mit schlechtem Gewissen belasteten) Vater durchsetzen können.

Frauke und Anne haben also genügend Gesprächsstoff über diesen Vater, dessen Hetzerei durch den eigenen Körper gebremst worden ist. Anne hat vor einer Woche sehr geweint, als sie von meinem Schlaganfall hörte. Am liebsten wäre sie sofort in einen Zug gestiegen, um mich in München zu sehen, aber dann beugte sie sich doch der Einsicht, dass eine in Tränen aufgelöste Tochter keine Hilfe an meinem Krankenbett wäre. Nun aber würde sie in Ruhe Gelegenheit haben, mich zu sehen. Anne ist im ersten Ausbildungsjahr zur Krankenschwester. Vielleicht hat sie so geweint, weil sie weiß, was ein Schlaganfall bedeutet. Dass rund ein Drittel der Betroffenen daran sterben. Wie würde ich aussehen? Bis jetzt hatte sie mich immer dafür bewundert, dass ich mich ständig weiter entwickele. Jung, alt, das sind nicht meine Denk-Kategorien. Mir ist immer schon egal gewesen, wie alt ein Mensch ist, Hauptsache er ist interessant. Auch mein Musikverstand ist nicht in den 80ern hängen geblieben. Ihr fällt wieder ein, wie geduldig ich mir ihren Liebeskummer angehört hatte, damals, nach der Auflösung von „Take That“, durch die Robbie Williams noch unerreichbarer für sie wurde. Damals war es ihr furchtbar egal, dass ihr Vater in wenigen Minuten eine Live-Sendung bei RTL hatte, die „Nachtshow“. Der Aufnahmeleiter stand schon hyperventilierend in der Garderobentür. In fünf Minuten musste ich raus. Schließlich einigten wir uns darauf, dass Papa „nur kurz“ seine Sendung machen würde, um anschließend sofort dieses wichtige Problem weiter zu besprechen. Papa verstand eben immer alles. Würde er das weiter können? Bis jetzt ist er auch einer von denen gewesen, die nicht als erstes bei einem Anruf der Tochter fragen, warum sie sich denn erst nach zwei Wochen wieder melde. Nein, er hat alle Entwicklungen von ihr in Ruhe angeschaut. Anne dachte lange, man gelte in der Familie Koschwitz nur dann etwas, wenn man sich auch irgendwie den Medien verschriebe. Ein dreimonatiger Versuch bei Radio „ffn" in Niedersachsen belehrte sie glücklicherweise eines Besseren. „Radioleute kreisen immer nur um sich selber", war eine ihrer Erkenntnisse. Nach einem Praktikum im Altenheim hieß das neue Ziel Krankenschwester. Ihr macht diese Arbeit Spaß, und ich unterstütze sie nach Kräften. Ihr gefällt das Leben auf der Station, die Art wie die Schwestern und Pfleger miteinander umgehen, und dass der Tod als ständiger Begleiter dennoch mit Humor genommen wird. Alte Menschen zu waschen, ihren traurigen Geschichten zuzuhören, zu sehen, dass die Alten unserer Welt immer mehr entsagen und trotzdem ihrer zunehmenden Weltfremdheit mit Respekt zu begegnen, das ist eine große Kunst. Und die beherrscht meine Tochter.

Freitag, 11. Oktober, 17.00 Uhr

Anne kommt in mein Krankenzimmer und ist zunächst konsterniert: Dieses große Blumenmeer, indem ich zu versinken drohe, dann die vielen Besucher: Tim, Janine, Cindy, Astrid von Kabel 1 und jetzt auch noch Frauke und sie. Sie nimmt mich lange in den Arm. Mit fachmännischem Blick untersucht sie mein Krankenzimmer. „Du wirst mit einer Kamera überwacht!“ Sie entdeckt die diversen Medikamente, die ständig in meine Vene fließen. „Wir haben gerade in der Schule das Thema Schlaganfall durchgenommen.“ Na prima, denke ich, jetzt werden die ersten Verhaltensregeln kommen, aber damit liege ich falsch. Stattdessen meint sie, dass es vielleicht besser ist, mir etwas Ruhe zu gönnen.

Die ganze Woche haben fast ständig Besucher nach mir gesehen. Ich merke leider immer erst hinterher, dass ich mich übernommen habe. Mir macht es einfach Spaß, Menschen zu treffen und ihre Geschichten zu hören. Gute Besucher wollen alles von einem wissen oder sind einfach still oder bieten ihre Hilfe an. Weniger mitfühlende Besucher schildern zunächst mal ihre eigene langwierige Krankengeschichte, mit allen Details und Verästelungen. Wenn man selbst mit keiner schlimmen Krankheit aufwarten kann, findet sich bestimmt im Freundeskreis ein Fall, der an Schauerlichkeit mindestens mit meiner Erkrankung gleichzusetzen bzw. eigentlich viel, viel schlimmer ist. Man kann als Patient von Glück reden, so kenntnisreiche Besucher empfangen zu dürfen! Fehlt nur noch die Frage, warum man nicht sofort aufsteht und sein Krankenbett freimacht – wo es doch viel schlimmere Fälle gibt.

Heute bemerke ich mehrere Phänomene, die ab sofort zu mir gehören sollen: Schluckauf und Übelkeit aus heiterem Himmel. Der Schluckauf begleitet mich stundenlang. Vor allem, wenn ich etwas aufgeregt schildern will, rast er mit der Taktfrequenz eines Metronoms in das Gespräch und hört nur dann auf, wenn ich etwas esse. Mitunter kann eine veränderte Kopfstellung (die Klaviersaite!) diesen Schluckauf auslösen. Ebenso geht es mir mit der Übelkeit. Ich kann die Zähne zusammenbeißen und mir ein deutliches „Nein, du willst das jetzt nicht“ sagen, dann ist manchmal das Schlimmste schon überstanden. Oft aber hört mein Magen nicht auf mich, und die Schübe kommen, ob ich will oder nicht.

An diesem Tag entdeckt Schwester Reghina den Grund, warum regelmäßig der Alarm für das Blutverdünnungsmittel losgeht: Ich winkele meinen linken Arm an, um meinen Kopf in eine gemütliche Schlafhaltung legen zu können. Bei dieser Gelegenheit knicke ich aber die Infusionsnadel ab, die die Medikamentenzufuhr über die Vene gewährleistet. Das führt zu einem Flüssigkeitsstau, der Alarm wird ausgelöst. Also die Nadel in die andere Seite. Der Stich in meinen rechten Arm, tut plötzlich sehr weh. Auf einmal begreife ich eine weitere Folge meines Schlaganfalls: Auch meine linke Seite hat einen Schaden davon getragen, den ich bis dahin nicht bemerkt habe: Jegliches Schmerzempfinden ist gedämpft. Nadeln im linken Arm spüre ich nicht. Im rechten schon. Wenn ich eine brühend heiße Tasse Tee in meiner linken Hand halte, fühle ich die Temperatur nicht! Nur ein leises Puckern macht darauf aufmerksam, dass irgendetwas nicht stimmt. Der Griff mit meiner rechten Hand zur Tasse lehrt mich äußerst schnell, wie heiß die Brühe wirklich ist.

Mein Körper gehört mir nicht mehr. Oder anders: Mein Körper und das, was ihn steuern und wahrnehmen soll, sind nicht mehr beieinander. Es vergehen einige Wochen, bis mir eine Freundin sagt, es sei nicht erstaunlich, dass ein Mensch wie ich, der auch an bestimmte Teile seiner

Gefühlswelt nicht herankomme, mit einer Krankheit konfrontiert wird, die ihn genau dazu zwingt: Wieder Kontakt zu bekommen zu dem, was Körper und Seele tatsächlich wahrnehmen können. Der Schlaganfall als Aufgabe, die ich zu lösen habe. So sehe ich das auch. Ich würde mich auf eine Abenteuerreise begeben, um meinen Körper, seine Gesetze und Möglichkeiten, kennen zu lernen.

Ich habe mir nie Gedanken darüber machen müssen, ob ein Gegenstand heiß oder kalt ist. Mein Körper hat es mir immer gesagt. Ich habe nie übers Schreiben nachdenken müssen, meine rechte Hand wusste immer, was zu tun ist. Wenn ich einen Menschen begrüßen wollte, standen meine Beine auf. Niemals habe ich über das Glück nachgedacht, aufstehen zu können!

Tim verfolgt weiterhin seine Mission „Papa soll schnell wieder gesund werden, und das geht nur mit guter Laune.“ Folgerichtig lädt er alle Besucher ins Münchner Planetarium ein, in dem sich jeden Abend eine wunderbar gespenstische Situation abspielt: Die Gruppe Queen tritt auf. Freddy Mercury ist lange tot, dennoch taucht er in einer unglaublich gut gemachten Show mit seinen Bandmitgliedern auf. Auf der Leinwand. Als überdimensionales Video. Es sieht aus, als seien die Musiker wirklich auf der Bühne. Alle großen Hits („Bohemian Rhapsody“, „Radiogaga“, „We are the champions!“) sind zu hören. Freddy Mercury hat kurz vor seinem Tod noch seinen letzten Song als Video produziert. Immer wieder musste er Pausen machen, etwas trinken, wieder Kräfte sammeln, um seinen völlig wehrlosen Körper zu diesen Höchstleistungen zu treiben. Es gelang ihm. Zwei Tage danach war er tot.

Um nicht missverstanden zu werden: Ich bin vom Tod soweit entfernt wie ein frisch geborenes Baby, aber ich beginne in meinem Krankenbett zu begreifen, dass nur das Leben jetzt, hier und heute zählt. Der Wert eines Lebens bemisst sich an dem, was man jetzt erreicht, jetzt in die Tat umsetzt, sich jetzt traut! Die Zukunft zählt nichts und die Vergangenheit auch nichts. Das hatte Freddy Mercury verstanden, und er lebte für sich, für uns, für sein unglaubliches Talent und keine Schwäche, nichts konnte ihn abhalten! Er war nicht wehleidig, er hatte akzeptiert, dass dieses Leben Grenzen kennt, aber nicht verhindert, dass eine Idee, eine Tat, ein Gefühl unsterblich wird.

Meine Freundin Cindy sitzt in der Vorführung, ergriffen von diesem Sänger, berauscht von der Musik und mitgerissen von dem Sturm der Gefühle, die Queen auslösen. Sie ist glücklich in diesem Moment, weil sie endlich eine Spannung loswerden kann, die sich die letzten Tage immer stärker in ihr aufgebaut hat. Instinktiv begreift sie, dass es diese Momente sind, die zählen. Sie ist glücklich und traurig zugleich. Sie kann wieder lachen und zufrieden sein. Diese Show hat ihren Gefühlshaushalt wieder in Ordnung gebracht. Es ist die erste Nacht, in der sie wieder in Ruhe durchschläft.

Anne und Frauke klinken sich aus Tims Reisegruppe aus. Vielleicht würde sich ja am Abend, wenn der Besucherstrom abgeebbt ist, die Möglichkeit für ein ruhiges Gespräch ergeben. Das Licht in meinem Zimmer ist schon aus, ich kämpfe kurz vor ihrer Ankunft mit einem dieser Übelkeitsanfälle, die mich auch die nächsten Monate noch begleiten sollen. Vielleicht hat mich irgendetwas geekelt, vielleicht ist es tatsächlich das Nervenzentrum, das durch den Schlaganfall so beeinträchtigt ist, dass die Steuerung der Übelkeit dem Zufall überlassen bleibt.

Durch Annes Ankunft beruhigt sich mein Magen sofort wieder. Sie und Frauke tauchen in meinem Krankenzimmer auf wie zwei Mädchen, die in der Disko zu zweit auf die Toilette gehen. Beide giggeln vergnügt vor sich hin. Anne erzählt von ihrem Leben in Hamburg, von den manchmal schwierigen Tagen auf der Krankenstation. „Papa, dir ist aber schon klar, dass dein Leben so nicht weiter gehen darf?!“, fragt sie mich plötzlich. „Ja, schon“, gebe ich zurück. „Was meinst du genau?“, „Ha, hast du noch Zeit für kleine Dinge? Wenn ich dich anrufe, hast du's meistens eilig. Du bist in Gedanken. Häufig zwischen Tür und Angel.“ Ich höre mir ihre Predigt an. „Hast du einen Hafen? Ist das Cindy? Ist sie nicht zu jung?“ Anne stellt die richtigen Fragen, andererseits will ich so schnell keine Antworten geben. Nein, die Wochen, die vor mir liegen, sollen die Antworten bringen. Frauke hört die meiste Zeit still zu. Sie kennt mich lange. Sie muss gar nicht wortreich untermauern, was Anne sagt. Ihr Lächeln sagt mehr als jedes Wort. Wir alle wissen, dass meine Tochter Recht hat mit ihren Bemerkungen. Mein Leben auf der Überholspur mit dem ganzen Stress darf so nicht weitergehen. Kann so nicht weitergehen. Als Anne und Frauke mich verlassen, hat sich meine Übelkeit gelegt, nur der Schluckauf begleitet mich hartnäckig. Das Angebot des Nachtpflegers, mir Pillen gegen den Schluckauf zu geben, lehne ich ab. „Irgendwann wird er sich beruhigen“, denke ich mir. Damit liege ich falsch.

Samstag, 12. Oktober, 10 Uhr

Am Morgen wacht Pat Severin traurig auf. Eine Woche ist vergangen, seit sie ihren Moderator von „Was macht eigentlich...?“ verloren hat. Ihre Produktionsfirma hat gerade finanziell sehr harte Zeiten überstanden. Wenn die Show jetzt nicht produziert werden kann, würde sie möglicherweise ihren Job vorübergehend verlieren. Olli Mielke, ihr Chef, würde sie sicherlich halten wollen, aber das könnte bedeuten, dass sie als „Springerin“ in anderen Shows und Produktionen arbeiten muss. Für sie keine wirklich schöne Perspektive. Zudem hat ihr Freund in letzter Zeit wenig Verständnis für die immense Arbeitszeit gehabt, die Pat in die Vorbereitung der Show gesteckt hat. Nicht zuletzt hat ihr mein Schlaganfall einen gehörigen Schrecken eingejagt. Ich hatte in allen Gesprächen ruhig und überlegen auf sie gewirkt, so als könnte mich nichts auf dieser Welt erschüttern – und dann das! Sie hatte das Gespräch am Vorabend unserer Produktion sehr genossen. Immer wieder waren wir von unserem eigentlichen Thema abgekommen, der Vorbereitung unserer Sendungen. Hierarchien in Sendern, fähige und unfähige Moderatoren, ja, das wirklich Wichtige im Leben hatten wir versucht zu diskutieren. Ich hatte ihr davon erzählt, dass alle Dinge des Lebens zunächst einfach nur da sind. Wie sie sind, beschließen wir ganz subjektiv. Ob sie gut oder schlecht sind, falsch oder richtig. Alle Ereignisse auf diesem Planeten sind so, wie sie sind. Wir haben die Chance, daraus etwas zu machen, was gut für uns ist.

Am Montag würde sie von Olli erfahren, wie es beruflich mit ihr weitergehen soll. Sie hatte die frohe Botschaft von Kabel 1 schon gehört, dass man nach meiner Genesung auf jeden Fall mit mir diese Sendung machen würde, egal, wie lange es auch dauern sollte. Nur, wann würde das sein? In drei Monaten? In einem halben Jahr? Pat schlürft ihren Kaffee und raucht missmutig eine Zigarette. Das Rauchen hat sie sich eigentlich auch schon längst abgewöhnen wollen, aber heute ist dafür ein schlechter Tag.

Schwester Reghina erscheint wie jeden Morgen gegen acht Uhr. „Erstmal frühstücken, oder erst waschen?“, „Erst frühstücken!“ Die Vorstellung frische Brötchen essen zu dürfen und dazu Kaffee zu trinken, ist zu verlockend. Dagegen ist das Waschen unangenehm anstrengend. Ich musste mich im Bett drehen, mein Popo wird gewaschen, keine sehr schöne Veranstaltung. Ganz zu schweigen vom schwierigen Wechseln der Thrombosestrümpfe.

Reghina setzt all ihren Charme ein, um mich von der Idee zu überzeugen, sitzend, mit den Beinen aus dem Bett baumelnd, mein Frühstück einzunehmen. Der Hunger lässt mich schließlich zustimmen. Langsam fährt sie mein Kopfende hoch. Ich stütze mich an den Gitterstäben ab, dass ich sitzen kann und nicht Gefahr laufe, nach rechts umzukippen. Die Welt um mich dreht sich. Ich sehe mein Zimmer doppelt. Leicht verschoben, so wie die Bilder in 3D-Filmen, bloß ohne Brille. Reghina stützt mich. Sie schneidet mir auch nur das Brötchen auf, Butter und Marmelade soll ich selber schmieren. Meine rechte Hand fischt lange auf dem Tablett herum, bis sie endlich das Messer greifen kann, aber es geht. Ich sitze! Ich schmiere mir ein Brötchen, die

Kaffeetasse kleckert nicht, wenn ich sie mit der rechten Hand zum Mund führe. Ein ziemlich klappriger älterer Herr sitzt in seinem schneeweißen Bett und frühstückt. Wirre Haare, die Augen nicht immer gleichzeitig auf denselben Gegenstand gerichtet. Rechts neben mir eine Tageszeitung, die ich mit einem Auge, zumindest was die Schlagzeilen angeht, entziffern kann.

Schwester Reghina hat sehr frühzeitig beschlossen, mich nicht dem Selbstmitleid zu überlassen. So schnell wie möglich ins normale Leben zurück, das ist ihre Devise und die der Ärzteschaft. Lange halte ich diese Sitzposition am Bettrand nicht aus. Später lerne ich, dass ich in einer Kompensationshaltung da saß. Die rechte Seite meines Körpers ist nicht in der Lage, mich und mein Skelett zu halten. Die linke, intakte Seite kompensiert das, indem mich alle linken Muskeln mit ganzer Kraft aufrecht halten. Hätte ich die Augen geschlossen, wäre ich schnell nach rechts umgefallen. Meine innere Vorstellung von aufrechtem Sitzen ist um 30 Grad nach rechts verschoben. Meine sogenannte subjektive Vertikale teilt meinem Kopf ständig mit, dass ich gleich nach links fallen werde, weswegen er schon mal eine Ausgleichsbewegung nach rechts einleitet. Nur meine Augen verhindern das. Die sehen ja, dass ich gerade sitze. Ich komme mir ein bisschen vor wie Otto: „Gehirn an Faust, Gehirn an Faust: Ballen!!“

Eine der größten Frauen, die ich kenne, heißt Ulla Kaienburg. Sie ist fast zwei Meter groß. Ulla tauchte irgendwann in der RTL-Nachtshow-Redaktion auf zusammen mit einer Moderatorin, die sie gerade beriet. Es war Sommer 1994. Ein aufregender Sommer, weil ganz Deutschland von

Thomas Gottschalks „Late Night Show“ begeistert war. Ganz Deutschland? NEIN! In einem kleinen Dorf bei Köln (die Oberhäupter der Stadt Hürth mögen mir verzeihen) kämpften ein paar durchgeknallte Fernsehmacher darum, es den arroganten, mit unglaublichen Geldmengen ausgestatteten Münchnern mal richtig zu zeigen. Wir produzierten jeden Tag eine „RTL-Nachtshow“, und der anfänglich wegen seiner Optik verspottete Moderator („sieht aus wie ein Staubsaugervertreter“) eroberte langsam die Herzen der nächtlichen Zuschauer.

Ulla war Redakteurin und mein persönlicher Bodyguard. Sie hat nie versucht, wie viele andere von zu kleinen Männern frustrierte Riesinnen, sich kleiner zu machen als sie wirklich ist und mit einem Buckel durch die Gegend zu laufen. Sie steht glücklicherweise zu ihrer Größe und war so für mich immer Schutz, ein Leuchtturm in der Menge, wenn ich mal bei Veranstaltungen verloren zu gehen drohte. Ulla also sitzt jetzt an meinem Krankenbett und erzählt mir aus ihrem Leben, so wie sie es immer tut, wenn wir uns nach Monaten mal wieder sprechen. Ulla hat in ihrem Leben schon alles gemacht. Coach, Redakteurin, Umfragespezialistin usw. Nie eine Sache super erfolgreich, aber auch nie ohne Erfolg. Wie viele Besucher vor ihr bestaunt sie das Blumenmeer, das sich in meinem Zimmer angesammelt hat. Und wie alle Besucher vor und nach ihr will auch sie genau wissen, was wirklich an jenem 4. Oktober passiert ist.

An ihrem Besuchstag bekommt sie aber auch gleich die Schattenseite meiner Krankheit zu spüren. Vielleicht habe ich mich unbemerkt übernommen. Vielleicht sind auch die strengen Bemerkungen der Ärzte und Schwestern richtig, die immer wieder monieren, dass ich immer zu viel Besuch um mein Krankenbett versammeln würde. Während wir reden, versuche ich unentwegt, die Übelkeit zu unterdrücken und das Rumpeln zwischen Magen und Speiseröhre zu verbergen. Der kalte Schweiß bricht mir aus, und irgendwann, nachdem der Magen drei Anläufe genommen hat, gebe ich auf. Ich muss mich übergeben. Nierenschalen werden gereicht, und flinke Hände wischen schnell alles weg. Ulla verabschiedet sich verstört.

Ja, ich kann reden und zuhören. Meine Stimme klingt etwas heiser, aber ansonsten kann man keinen mentalen Unterschied zwischen „Thomas vorher/nachher" ausmachen, aber dass ich krank bin, ist unübersehbar. Ullas wunderschöne Tulpen blühen erst ein paar Tage später auf. „Du bist ein Kämpfer", hat sie gesagt.

Damals, 1994, hatte ich eigentlich keine Chance den Gottvater der deutschen Fernsehunterhaltung, Thomas Gottschalk, auch nur im Entferntesten „anpinkeln" zu wollen war allen vor und nach mir schlecht bekommen. Und dennoch war unsere „Nachtshow" ein Erfolg. In diesem Sommer zerstritten sich der Geschäftsführer der Produktion und der Ideengeber und Producer Jörg Grabosch so sehr, dass er gefeuert wurde. Plötzlich kam eine völlig neue Mannschaft für meine „Nachtshow", die sich unglaubliche Mühe machte, aber nicht so schnell an die Leistung der eingespielten Truppe von vorher anknüpfen konnte. Bis auf wenige treue Mitstreiter, zu denen Ulla damals zählte, war ich plötzlich allein, kämpfte – und gewann. Jetzt, in dem Krankenbett, scheint es so, als habe ich seit langer Zeit meinen ersten Kampf verloren. Ulla ahnt nicht, wie gut es ist, dass ich gegen meinen Körper verloren habe. Ich war vorher auf einem schlechten Kurs – und ich habe Glück gehabt!

Mittags erscheint Pat Severin, um nach mir zu sehen. Sie erzählt, was ich auch ansatzweise schon aus der Zeitung weiß: Überall herrscht Pessimismus. Noch nie habe sie so hautnah erfahren, was es heißt, von Arbeitslosigkeit bedroht zu sein. Fernsehproduktionsfirmen müssten reihenweise schließen. Olli Mielke, ihr Chef, sei ein Glückskind. Er habe nun plötzlich wieder viel zu tun. Neben der „Schöneberger-Show“ und „Bonings WiB-Schaukel“, sei nun auch noch „Bravo-TV“ dazu gekommen. Ein gelungener Coup in der Fernsehbranche.

Olli habe, um Redakteure für die Sendung zu finden, bloß eine Anzeige aufgegeben, auf die sich 600 Bewerber gemeldet hätten. Nicht die üblichen Verdächtigen, sondern richtig gute Leute, die in diesen Zeiten auf der Straße stünden. Was ist bloß in diesem Land los? Ist die Hochzeit des privaten Rundfunks und Fernsehens zu Ende? Was, wenn die Kirch-Pleite sogar zur Schließung ganzer Sender führt? Ich spreche in den folgenden Wochen noch mit vielen Kolleginnen und Kollegen, die mir ihr Schicksal in den düstersten Farben schildern. Schlechte Stimmung überall. Quer durch alle Redaktionen und quer durch alle Sendergruppen. Entlassungen nicht nur bei Kirch, auch bei RTL und n-tv. Nur in den warmen Stuben von ARD und ZDF scheint der rigorose Spar-Besen noch nicht zu kehren.

Mein alter Freund Heiner Riehl ist das genaue Gegenteil von mir: Da, wo ich mich in die Öffentlichkeit dränge, hält er sich im Hintergrund. Da, wo ich protze, bleibt er bescheiden. Da, wo ich Geld ausgebe, spart er eisern. Ich hatte ihm irgendwann einmal einen Gefallen getan, und für den wollte er sich vor fünf Jahren revanchieren. Er konnte nicht ahnen, in welches Tal der Tränen ich ihn führen würde!

Heiner ist ein Zahlenspezialist. Als Unternehmer und Geschäftsführer denkt und agiert er immer in Zahlen, Daten, Fakten. Als er eines Tages sah, wie es um meine finanzielle Situation gestellt war, schlug er entsetzt die Hände über dem Kopf zusammen. Heiner ist auf dem Dorf groß geworden. Sein Vater starb früh, und er musste als sehr junger Mann seine Schwester und seinen Bruder quasi mit großziehen. Etwas Ähnliches versuchte er nun mit mir auch. Für mich ist nie wichtig gewesen, dass ich viel Geld verdiene, sondern, dass ich gut leben kann. Schlug früher ein Berater vor, aus Gründen der Steuerersparnis, Immobilien zu kaufen, kaufte ich Immobilien. Was ich aber nie bedachte, war, dass man all diese Dinge verwalten und betreuen muss. Mein Plan war doch nur, vielleicht im Alter ein paar gute Einnahmequellen zu haben. All das fand Heiner in einem Zustand vor, der mich an den Rand des Ruins hätte treiben können. In seiner Freizeit versuchte er, die gröbsten Fehler und Versäumnisse der Vergangenheit zu korrigieren. Aber er war nur mein Freund, nicht mein Manager oder Finanzexperte, der sich Tag und Nacht um meine Belange kümmern konnte. Als er von meinem Schlaganfall hörte, wusste er sofort, was mich so getroffen hatte. Er ahnte, dass ich mir Sorgen um meine Existenz, um meine Zukunft machte.

Samstag, 12. Oktober, 12.45 Uhr

Heiner ist da. Nach fünf Stunden Autofahrt in seinem alten Diesel steht er vor meinem Bett und stellt mir nur eine Frage: „Wie kann ich dir helfen?“ Ich kenne kaum einen wortkargeren Menschen als ihn. Manchmal dauert es lange, bis er etwas erledigt, aber er erledigt es immer. Ich erzähle ihm von meinem Anwalt Andreas Scheuermann, der instinktiv sofort die gleiche Erkenntnis gehabt hatte wie er. „Du verbirgst auch viel hinter deiner ewig guten Laune, deiner Fassade!“, sagt Heiner nur und verspricht, sich am nächsten Donnerstag mit Andreas in Berlin in meiner Wohnung zu treffen, um meine Finanzen zu regeln. Als er geht, schlafe ich erschöpft ein. Jetzt weiß ich, dass sich Menschen um meine Probleme kümmern würden, um Dinge, die ich bis jetzt vor mir hergeschoben habe. Und ich weiß: Mit diesem Rückhalt kann ich anfangen, wieder die Verantwortung für mein Leben zu übernehmen. Bald, wenn die Folgen meines Schlaganfalls abgeklungen sind. Irgendwann. Nächstes Jahr.

Nachmittags verabschieden sich Tim und Janine. Eine Woche lang hat Tim Anrufer abgewehrt, Presseanfragen beantwortet, Interviews gegeben, um seinen Vater zu schützen und den Eindruck zu entkräften, ich sei ein sabberndes Stück Fleisch, das nicht mehr weiß, was um ihn herum passiert. Er hat versucht, die übliche gute Laune im Hause Koschwitz aufrecht zu erhalten. Er hat jongliert zwischen den Gefühlen, die Anne zu Cindy und Cindy zu

Anne und mir empfand. Zum ersten Mal in seinem Leben hat er einen Eindruck davon bekommen, was passiert, wenn man sich in den Strudel der Aufmerksamkeit einer hungrigen Öffentlichkeit begibt. Er hat begriffen, dass alles, was er bis jetzt über mich und meine Kontakte in dieser Welt der Eitelkeiten und vermeintlichen Wichtigkeiten wusste, nur ein Bruchteil dessen gewesen ist, was nun innerhalb von einer Woche auf ihn eingestürmt ist. Er kann nicht mehr, er will nach Hause. Jetzt soll wieder das alte Prinzip herrschen: Er würde Fragen haben und ich – sein Vater – würde sie beantworten, nicht mehr umgekehrt.

Die Schwestern und Pfleger in der Klinik Harlaching arbeiten in drei Schichten. In der Nachtschicht erlebe ich fast nur wortlose Geister, die ab und zu meinen Blutdruck messen oder den Alarm, den eines der Geräte beleidigt gibt, abschalten. Namenlose Gesichter. Ein Pfleger, der wahrscheinlich ein schweres Motorrad fährt, jedenfalls würde sein Tattoo und sein Piercing dazu passen, und eine bildschöne, leichenblasse Schwester. Fast jede Nacht ist einer von beiden da. Wie wohl ihre Tage aussehen? Schlafen? Gegen die Müdigkeit ankämpfen, Freunde und Geliebte treffen? Ich weiß es nicht. Ganz anders die Tagschichten. Schwester Reghina wird häufig von einer stämmigen Schwester abgelöst, die sehr streng dreinblickt und deutlich wortkarger ist als sie. Ich nenne sie wegen ihrer Figur und ihrer Art schnell die „Russin“. Obwohl sie eigentlich aus Ungarn kommt. Sie stellt das Tablett mit dem Abendessen fast wortlos ab. „Guten Appetit!“ strahlt sie, und weg ist sie. Gegen acht Uhr abends misst sie meinen Blutdruck. „Oh, is gutt!“, sagt sie, wenn die Werte in einem erträglichen Rahmen liegen. Sie legt mein Kopfkissen zurecht, streicht über mein Laken, stellt sicher, dass meine Urinflasche in dem dafür vorgesehenen Halterkorb hängt, drückt mir den Alarmknopf in die Hand und geht lächelnd.

Sonntag, 13. Oktober, 8.15 Uhr

Heute erscheint nicht Schwester Reghina, sondern „Mütterchen Russland“. Sie bringt mir das Frühstück. Da sie nicht weiß, dass ich bei Reghina zum Frühstück sitzen muss, lasse ich mir die Brötchen aufschneiden und im Liegen servieren. Wie schnell man sich an die Annehmlichkeiten gewöhnen kann – und wie schnell auch in solch kleinen Situationen der Beschiss losgeht. Während mich Schwester Reghina immer dazu auffordert, die mir zugänglichen Körperstellen selber zu waschen, wäscht mich „Mütterchen Russland“ von oben bis unten. Es gibt aber auch gar kein Körperteil, das von ihr nicht eingehend und ordentlich gereinigt worden wäre. Stellen Sie sich bitte diese Situation vor: Ein aus dem Fernsehen bekannter Moderator liegt splitterfasernackt vor einer Frau, die diesen Typen bis jetzt auch nur aus dem Fernsehen kannte, wenn überhaupt, und lässt sich waschen! Bei dieser Gelegenheit fällt mir auf, dass mein Hals- und Nackenbereich so verspannt und fest ist, dass ich nicht mal an mir herunter schauen kann. Sie wäscht und schrubbt. Ist mir das peinlich oder unangenehm? Nein, ich fühle mich nach dieser Prozedur wie ein kleiner Junge, der sich nach einem Bad in frische Bettwäsche kuscheln darf. Was ist schon Fernsehen und Prominenz, wenn man das wohlige Gefühl hat, an diesem Morgen ganz viel geleistet zu haben? „Muss gutt sauber sein!“, grinst „Mütterchen Russland“ und trägt wie eine Waschfrau die Schüssel mit dem heißen Wasser aus dem Zimmer. Ich beginne, mich in meinem Bett wohl zu fühlen. Fröhlich ignorierend, dass ich nur auf der linken Seite oder auf dem Rücken schlafen kann. Der Versuch, mich nachts auch mal auf die rechte Seite zu drehen, geht jedes Mal schief und endet nicht selten in der Nierenschale.

Als Cindy kommt, habe ich schon den Versuch hinter mir, die großen Buchstaben der Bild am Sonntag einigermaßen zu begreifen. Mit zusammengekniffenem rechten Auge versuche ich, die Zeilen zu entziffern. Das klappt so nicht. Cindy setzt sich auf den Bettrand und schaut mich liebevoll an, wie es junge Mütter mit ihren Babys machen. „Was wird wohl aus uns werden?“, denke ich. Cindy ist jung, und nun war der schlimmste anzunehmende Unfall passiert: Ein deutlich älterer Mann klappt zusammen und will von der kräftigen, nach Leben dürstenden jungen Frau, gepflegt werden. Das kann nicht gut gehen. Ich würde verstehen, wenn sie irgendwann in nächster Zeit mal sagen sollte, dass sie auch mal etwas Zeit für sich bräuchte. Blass sitzt sie am Bett und hält meine Hand. Sie hat meine Koffer mitgebracht. Eine schon belustigende Situation: Ich habe diese Koffer mit Anzügen, Krawatten, Hemden. Sogar ein Smoking ist dabei. Alles vom Feinsten. Eine reiche Auswahl. Nichts davon kann ich hier gebrauchen. Cindy sitzt traurig an meinem Bett: „Heute Abend muss ich fahren!“, sagt sie. „Aber ich komme nächstes Wochenende wieder!“

Oliver, genannt „Olli“, Mielke schließt an diesem Sonntag Mittag sein Büro am Kirchplatz in Pullach zu. Nur manchmal noch denkt er über den zufälligen Zusammenhang nach: Er arbeitete für „Kirch“, Leo Kirch, und sein Büro liegt am Kirchplatz, der seinen Namen allerdings dem dörflichen Gotteshaus verdankt. Er hatte dieses wunderschöne Anwesen in München-Pullach gesehen und sich sofort darin verliebt. Jahrelang hat er von hier aus deutschlandweite Fernsehhits produziert. In diesem Jahr wären beinahe seine gesamten Fernsehpläne zerplatzt, und beinahe hätte er auch aus diesem wunderschönen Haus mit dem weiten Blick über das Isartal ausziehen müssen. Die Kirch-Pleite wirft ihre Schatten auch auf seine kleine Produktionsfirma und droht, diese mit in den Abgrund zu reißen. Noch vor wenigen Monaten summte es im ganzen Haus am Kirchplatz 1 wie in einem Bienenstock. „Sun TV“ stellte für die Stadtsender landauf landab, von Hamburg bis München, Unterhaltungssendungen her. „Blondes Gift“ hatte Kultstatus erreicht. Wigald Bonings witzig verschlagene Interviewsendung erreichte ihr Publikum genauso, wie „Club Max“ oder die Internetsendung „Sunny News“ mit Insa Entjer und natürlich die beliebte Bullyparade. Ursprünglich sollte Olli Mielke einen bundesweit zu empfangenden Sender betreuen, sozusagen als Produzent und Programmdirektor in einer Person, aber daraus wurde dann doch nichts.

Olli Mielke hat viel gearbeitet im vergangenen Jahr, hat viele gute Leute entlassen müssen, um das Überleben der Firma einigermaßen sicher zu stellen. An diesem Sonntag schließt er sein Büro am Kirchplatz ab, um mich im Nachbardorf Harlaching zu besuchen. Mein Schlaganfall hat ihn sehr erschreckt. Zu nah war die Erfahrung seiner eigenen Krankheit. Ich sollte viel mehr Zeit für mich verwenden. Aufhören, Dingen hinterher zu hetzen, die man eh nicht erreichen kann. Das wollte er mir im Krankenhaus sagen.

Schon seit Tagen las er mit hohem Vergnügen das Buch „Der Filmpate. Der Fall des Leo Kirch“ von Thomas Clark. Sobald er es fertig gelesen haben würde, wollte er es mir leihen. Alle dort beschriebenen Details kennt er genau. Olli Mielke hatte manchen Deal mit dem alten Leo persönlich gemacht. Auch den über „Sun TV“.

Olli Mielke kommt ins Krankenhaus. „Störe ich?“, will er wissen, als er Cindy und mich sehr dicht beieinander am Krankenbett erblickt. „Nein, natürlich nicht!“ Ich freue mich. Olli und ich kennen uns relativ lange. Immer wieder hat er Sendungen produziert, bei denen ich als Gast eingeladen war. Es sind oft Kleinigkeiten, die eine – wenn auch hauptsächlich geschäftliche – Freundschaft ausmachen. Wir hatten am 4. Oktober gemeinsam zu Abend essen wollen, um unsere Fernsehzukunft zu besprechen. Daraus ist ja nichts geworden, aber nun sitzt er in meinem Krankenzimmer und unsere Erkenntnisse über das Leben, über die Menschen, die uns wichtig sind, und über die Vorstellungen, wie menschlich eine gute Produktion sein muss, bringen uns immer näher. „Vielleicht ist es gut, dass wir erst heute Gelegenheit haben zu reden“, sagt er. „Jetzt sehen wir doch viel deutlicher, was wirklich wichtig ist!“ Olli erzählt Cindy und mir, wie er als kleiner Produzent angefangen hat. Wie er sich „unbedingt“ die Zeit als Unterhaltungschef bei ProSieben „geben“ wollte, um sich zu beweisen, dass man so etwas eben mit kurz unter dreißig erreichen kann.

Als Olli geht, scheint draußen die Sonne. Wir haben viel gelacht über unsere Branche, die so leichtfüßig daher kommt und dennoch für viele Fernsehmacher so schwer wiegt. Intrigen, Enttäuschungen, Existenzkrisen. Cindy sitzt bei solchen Gelegenheiten immer schweigend auf ihrem Stuhl, schmunzelt und denkt sich ihren Teil. Bis jetzt ist für sie Fernsehen immer etwas gewesen, was sie an- und ausschalten kann. Die Leute dahinter haben sie nie interessiert.

Als auch Cindy mein Zimmer verlässt, wird mir das Herz schwer. Sie hat eine Woche lang nach mir geschaut. Hat mir meinen alten, verwaschenen Trainingsanzug aus Berlin mitgebracht und bei dieser Gelegenheit festgestellt, dass ich eigentlich „für solche Fälle“ nichts anzuziehen habe. Nun bin ich, nach einer Woche, zum ersten Mal allein. Es ist einer von zwei Abenden, an denen mich die Verzweiflung packt: Ich sage mir, dass ich noch nicht mal in der Lage bin, allein aufs Klo zu gehen. Ich liege hier und bin auf den Knopf angewiesen, mit dem ich Hilfe herbeiholen kann. Fällt der runter, kann ich nur noch rufen. Alleine aufstehen kann ich nicht. Ich habe eine der anstrengendsten Wochen meines Lebens hinter mich gebracht: Untersuchungen, Übelkeit, Besucher, Presseanfragen, Telefonate.

Ich habe begriffen, dass ich lange Zeit nichts allein machen kann. Was ein Schlaganfall ist, wusste ich vorher nicht. Ich weiß jetzt, dass ich eine Rolle gespielt habe: „Thomas Koschwitz hat einen Schlaganfall...“ Ab jetzt würde es anders sein. Nun muss ich sehen, dass ich wieder gesund werde, egal, wie lange es dauert, und egal, ob ich je wieder der „Alte“ sein würde.

N24 hat ja sowieso schon beschlossen, ohne mich zu senden. Hat irgendjemand, außer meiner Crew und mir, bei N24 für meine Sendung gekämpft? Eigentlich habe ich durch meinen Schlaganfall deren Sparpläne doch noch beflügelt! Ohne einen Moderator gibt es keinerlei Grund, die Sendung weiter laufen zu lassen, wo es doch eh schon beschlossene Sache war, sie am Jahresende aus dem Programm zu nehmen. Es ist ihnen doch sowieso egal, ob ich wiederkommen würde oder nicht. Ich tue mir plötzlich entsetzlich leid, aber glücklicherweise hält ein solcher Zustand nie lange bei mir an. Ich nehme mir vor, immer weniger eine Rolle zu spielen, die vorgibt, mit allem, was mir passiert, zurecht zu kommen. Und ich will alleine aufs Klo können. Egal wie.

Montag, 14. Oktober, 10.24 Uhr

Die neue Woche beginnt mit einer schwungvollen Visite: „Wie geht's unserem Patienten?", fragt ein gutgelaunter Professor Haberl. „Was macht der Schwindel?" Hinter ihm steht der Tross von Mitarbeitern, der wohl zwangsweise zur guten Performance einer Visite gehört. Dr. Audibert, Chef der Station, Frau Dr. Winter, die nette Schwäbin, und ebenfalls Stationsärztin. Ich erzähle von meiner Übelkeit, wenn ich mich zu schnell bewege und von der „Klaviersaite". „Haben Sie schon gestanden?", fragt Professor Haberl. „Nein, selbst das Sitzen ist noch schwierig." „Gegen Ihren Schwindel gebe ich Ihnen ein Seekrankheitspflaster. Das kleben wir hinter Ihr Ohr. Das tragen Leute, denen auf Schiffen schlecht wird. Das dämpft die Übelkeit, und Sie können vermutlich dann auch aufstehen. Und Sie bekommen Schmerzmittel, gegen die Kopfschmerzen. Wir müssen

Ihren viel zu hohen Blutdruck senken!“ Dabei guckt er besonders streng. „Sie bekommen diese Blutverdünnungsinfusion solange weiter, bis die Blutdicke auf einen Wert gesunken ist, den wir auch mit Tabletten halten können. Damit Sie endlich wieder frei von diesen Schläuchen und Strippen sind!“ Er reicht mir schwungvoll die Hand, und ich gebe ihm meine rechte, obwohl ich immer noch nicht spüre, wie fest mein Händedruck überhaupt ist.

„Erwarten Sie eigentlich jeden Tag soviel Besuch wie letzte Woche?“, „Nein“, antworte ich. „Jetzt sind alle weg. Das war nur die Aufregung am Anfang.“ Professor Haberl erzählt die Geschichte von einem Krankenhausbesuch in Spanien, bei dem er in ein volles Krankenzimmer blickte. Der Junge einer spanischen Familie war krank. Die ganze Familie, inklusive Neffen und Nichten, saßen bedrückt um das Krankenbett herum, mit dem festen Willen, dem Jungen alles erdenklich Gute zu tun. Und niemand spürte, dass der Junge an dieser Menschenansammlung fast erstickt wäre. Mit dieser geschickten Warnung vor zu großen Familientreffen an meinem Krankenbett („Wir machen ja hier keine Talkshow. Oder arbeiten Sie schon wieder?“) verlässt mich der Tross. Der Raum ist leer, und ich bin voller Energie.

Nach und nach werde ich in die „Maschinerie“ der Früh-Reha, wie die ersten Bemühungen der Therapeuten genannt werden, die Patienten wieder dem normalen Leben anzupassen, einbezogen. Die Presse hat glücklicherweise das Interesse an meiner Geschichte verloren. Hätte sie weiter geforscht, und wäre an diesem Montagvormittag ein Reporter in den Gängen der Station herum gelaufen, er hätte hinter meiner Tür merkwürdige Laute vernommen.

Nicht auszudenken, was über meinen Geisteszustand geschrieben worden wäre.

Die Sprachtherapeutin Gundi Friedemann hat es sich nicht nehmen lassen, mit mir einige Sprechübungen durchzuführen, um meine heisere Stimme wieder auf Vordermann zu bringen. Um der Lähmung meiner rechten Stimmlippe entgegen zu wirken, soll ich vor allem harte Konsonanten sprechen. Diese gelte es außerdem mit Druck zu sprechen. Ein fast gestöhnter Atmer nach dem „p" oder „t" müsse es schon sein. Da sitzt also die wunderschöne Therapeutin mit geradem Rücken, Brust raus, als sei ein interessiertes Publikum zugegen und sagt so Sachen wie: „bap – bep – bip – bop – bup – lüp – böp", wobei die Kunst darin besteht, das „P" am Schluss laut und kraftvoll zu sprechen, so dass man fast prustet. „Lüp!"

Großartig. Ich fühle mich versetzt in die Zeiten, als ich beim Hessischen Rundfunk als Nachrichtensprecher erste Sprechübungen machen musste. Eine sehr alte Schauspielerin versuchte damals mit hohem mimischem Aufwand, mir Jungspund eine deutliche Aussprache zu verpassen. In ihrem sehr faltigen, liebevollen Gesicht bewegte sich ein strammer Mund, der mir vormachte, was eine deutliche Aussprache zu sein hatte. Nun sitze ich, fast dreißig Jahre später, am hochgefahrenem Kopfende meines Bettes im Krankenhaus und spreche laut und deutlich meiner Lehrerin nach: „Top-ob! Post-Ost! Dach-ach! Gast-Ast!" So genannte Stimmübungen mit Atemwurf. Ich befinde mich in einem Zustand zwischen peinlich berührt und belustigt. Für Außenstehende mag das seltsam aussehen: Halbwegs intelligente Menschen sprechen mit Inbrunst derartigen

Blödsinn, aber es hilft! Diese Szene wird eigentlich nur wenige Tage später dadurch gestoppt, dass eine Praktikantin das dringende Bedürfnis verspürt, an diesem einzigartigen Schauspiel teilnehmen zu wollen. „Pinsel-Insel. Welle-Elle."

Ich versuche mir vorzustellen, wie es wäre, wenn gute Freunde, nicht ganz sicher, in welchem geistigen Zustand sie mich antreffen würden, sich todesmutig bis zu meiner Krankenzimmertür durchkämpfen würden, um meinen Zustand mit eigenen Augen zu überprüfen, nur um mich dann „Leb-doch! Nicht-jetzt! Rast-Ast!" rufen zu hören. Sie würden wohl daraufhin entsetzt die Flucht ergreifen und ihren geplanten Krankenbesuch um ein paar Wochen verschieben. Aber meine Stimm-Frau gibt ihr Bestes und ich natürlich auch. Ergebnis: Wochen später klinge ich schon fast wieder wie der alte Koschwitz.

Nach dem Mittagessen erscheinen die beiden „Terroristinnen" wieder. „Na, schaffen wir´s diesmal ohne zu kotzen?" Liebevoll und geduldig richten sie mich langsam auf, ziehen mir die Schuhe an und fahren das elektrische Bett so weit herunter, dass meine Füße Bodenkontakt haben. Die Welt um mich herum dreht sich. Ich starre von meinem Bett aus in die Zimmermitte. Aber der Schwindel ist nicht mehr so stark wie an den vorhergehenden Tagen. Ich schwitze, kann aber sitzen bleiben. „Glauben Sie, Sie können aufstehen?", fragt Sabine, die kleinere und risikofreudigere der beiden. „Ich kann's versuchen", entgegne ich, nicht sicher, ob das wirklich eine gute Idee ist. Gestützt von beiden stelle ich mich langsam auf meine Füße. Ich bin felsenfest davon ausgegangen, dass zumindest das rechte Bein wegknicken würde, aber beide Beine halten mich stabil oben. Ohne die beiden jungen Frauen würde ich nach rechts umfallen. Mein Kopf und mein Rumpf bilden eine Einheit. Mein Nacken ist steif wie Beton. Der Kopf ist in einer leicht schrägen Position festgefroren – wie bei einem Hund, der seinem Herrchen bei einer komischen Handlung zuschaut. Aber ich stehe. Das erste Mal, nach zehn Tagen Bettruhe. Zitternd. Schweiß läuft mir übers Gesicht. Nach einer Minute lässt meine Kraft nach, ich muss mich wieder setzen. Aber es ist wie ein kleiner Triumph. Jetzt weiß ich: Ich würde irgendwann wieder stehen können. Ich schlafe sofort ein vor Erschöpfung.

Früher bin ich ohne Probleme aufgestanden, gegangen, ja sogar gelaufen, mitunter zehn Kilometer am Stück. Jetzt fühle ich mich nach einer Minute stehen wie am Ende einer harten Sportstunde. Es bleibt das beunruhigende Gefühl, dass ich ohne meine beiden Stützen umgefallen wäre. Ich habe noch immer keine richtige Kontrolle über das, was ich früher „meinen" Körper genannt habe. Ob sich dieses vertraute Gefühl je wieder einstellen wird? Im sicheren Bett gibt es einen Thomas, den ich kenne, und in Maßen leidlich steuern kann. Aber mein Körper, der doch auch mein Ich ausmacht, der ist nicht mehr „mein" Körper. Der macht offensichtlich, was er will. Wie viele Menschen liegen in Krankenhäusern oder in Behinderten-Einrichtungen und werden für blöde gehalten, weil sie sich merkwürdig bewegen oder scheinbar nichts hören, bloß weil sie nicht auf den üblichen Wegen reagieren. Und wie häufig wird dann über die Köpfe dieser Menschen hinweg geredet, obwohl diese alles verstehen, nur ihre Körper reagieren nicht, wie wir es gewohnt sind!

Ich kann mich wenigstens verständlich machen, ich kann reden. Aber die Anweisungen meiner beiden „Terroristinnen“ kann ich beim besten Willen nicht umsetzen. „Versuchen Sie mal, gerade zu stehen.“ Ja, wie denn? Wie habe ich das denn früher immer gemacht? Aufstehen, Hand schütteln, Buch aus der obersten Reihe des Regals zupfen, ohne vom Stuhl zu kippen? Verdammt noch mal, was von dem wird für mich für immer versperrt bleiben? In meinen Träumen und in meiner Vorstellung kann ich alles: Laufen. Springen. Tanzen. Aber im wahren Leben?

Wenn ich morgens aufwache, versuche ich zuerst, meine Übelkeit zu überwinden. Mein rechtes Auge geht schwerer auf als das linke. Frau Dr. Winter, die morgens früh auf nüchternen Magen Blut abnimmt, sehe ich doppelt. Das Fenster, vor dem draußen der große Baum steht: doppelt. Für mich wichtige Dinge erkenne ich allerdings klar und deutlich. Es gelingt mir, selbst von engen Zeitungsdruckzeilen, irgendwie ein Bild zu machen und so praktisch zu lesen. Ich ertappe mich aber dabei, dass ich mein rechtes Auge zukneife, um die Buchstaben erkennen zu können. Ich will weiter am Leben teilnehmen. Alles mitkriegen. Will verstehen, warum die Regierung erst jetzt, nach der Wahl, die großen Löcher im Haushalt entdeckt. Mich interessiert der Simulant Möllemann. Dessen Büroleiter hat mir doch tatsächlich ein Fax gesendet mit den besten Genesungswünschen „quasi von Krankenhaus zu Krankenhaus“. Ich bin also in meiner Vorstellungswelt fit, nur mein Körper hat sich von mir getrennt, so als wolle er sagen: „Sieh doch zu, wie du mit deinen überzogenen Forderungen an mich fertig wirst. Es gibt Naturgesetze, eins davon ist, dass man sich Pausen gönnt! Ruhe. Erholung. Verstehst du? Nicht Tag und Nacht Termine. Keine ständigen Klugscheißereien, dass man nur gesund leben müsse, damit alles immer funktioniert. Schluss, Aus, Ende! Es funktioniert nicht!"

Jedes Mal, wenn die „Terroristinnen" wieder gehen, schlafe ich wie ein Stein. Tief und fest. Und jedes mal, wenn ich danach erwache, spüre ich, dass sich irgendeine Kleinigkeit verbessert hat, dass ich neue Kraft gewonnen habe. Mein Körper ist auf meiner Seite, nur ich bin ganz offensichtlich in letzter Zeit nicht auf seiner gewesen.

Alle Besucher wollen mir etwas Sinnvolles schenken, Freunde und Bekannte fragen mich am Telefon, was sie mir mal schicken sollen. Da ich nicht lesen kann, bitte ich alle um Hörbücher. Gaby Allendorf und der „Mini"-Komiker Kalle Pohl schicken mir aus Zwickau per Kurier einen CD-Player. Die ersten beiden Scheiben stammen aus dem „Medizinpaket" von Bully: Die Bullyparade und die Hörfassung von „Der Schuh des Manitu". Die Bullyparade kann ich am Schluss fast synchron mitsprechen, während ich mich von den Melodien des Kultwesterns immer wieder in die Weiten tragen lasse. Ich liege da mit geschlossenen Augen und träume. Vor meinem geistigen Auge laufen wie auf einer riesigen Leinwand die Bilder ab. Klar und wunderschön. Nicht doppelt oder zum Schwindel führend. Ich bin mittlerweile fast vollständig von allen elektronischen Medien entwöhnt. Keine aktuellen Nachrichten, keine Dauerberieselung von irgendeiner Radiostation, die mir womöglich im Minutentakt mitteilen könnte, dass ich

„Das Beste der 80er, 90er und das Beste von heute“ höre. Wegen dieser Entwöhnung genieße ich die Hör-CDs besonders intensiv. Eine gute Freundin hat Henning Mankells „Mitsommermord“ geschickt.

Ich liege spät Abends in meinem Bett, über mir nur die schwache Krankenzimmerbeleuchtung, draußen braust ein leichter Herbststurm, und die Stimme aus dem Kopfhörer entführt mich in eine andere, unheimliche Welt. So verbringe ich meine Tage und Abende: entweder ich versinke in irgendeiner spannenden Geschichte oder ich telefoniere. Schnell hat sich meine Telefonnummer herumgesprochen. Dauernd klingelt es. Ein paar liebe Menschen melden sich in regelmäßigen Abständen. Andere rufen genau einmal an, aber hinterlassen einen gewaltigen Eindruck: Mein alter Bühnentechniker Arwed Fischer zum Beispiel. Wir haben uns kennen gelernt, als die so genannten „Disko-Partys“ ihre Hochkonjunktur hatten. In Hessen standen an jedem Sommer-Wochenende mindestens dreißig Festzelte, in denen Schützenvereine oder die örtliche Feuerwehr irgendein Jubiläum feierten. Es hatte sich eingebürgert, dass freitags, manchmal auch samstags, etwas für „die Jugend“ getan wurde.

Das war der Punkt, an dem wir auf den Plan traten. Wochenende für Wochenende tourten die HR3-Moderatoren über die Dörfer, um die örtliche Jugend mit Diskopartys zu beglücken. Anfänglich erschienen wir mit zwei großen Boxen und drei verschiedenfarbigen Glühbirnen, um eine gewisse Diskoatmosphäre ins Zelt zu zaubern. Später fuhren ganze Technik-Trucks vor, um – wie bei einem großen Rockkonzert – tonnenschwere Beschallungsanlagen zu installieren. Dazu kam eine gewaltige, professionelle Lichtshow. In dieser Zeit lernte ich Arwed Fischer kennen, einen Musiker, aber eben auch Techniker, der sich anfangs das Schauspiel mit gemischten Gefühlen anschaute. Für ihn war das sehr ungewohnt: Da wurden doch bloß Schallplatten aufgelegt, und die Reaktionen der Kids waren ebenso emphatisch, als würden dort Musiker live ihr Bestes geben. Die so genannten Diskjockeys wurden angehimmelt als seien sie die neuen Superstars und nicht mehr die Bands, die wochenlang in Kellern übten, um einen perfekten Auftritt hinzulegen.

Arwed Fischer war entsetzt und fasziniert zugleich. Irgendwann war es für ihn ein Job wie jeder andere. Er lieferte eben nicht mehr für Bands die Technik, sondern für Diskjockeys. Der Effekt war immer derselbe: Die Massen wurden durch die Lautstärke und die Musik mitgerissen. Über die Jahre entwickelten sich auf diesem Gebiet große Könner, aber auch Mitläufer. Wenn man so will, waren wir die Vorläufer von Sven Väth oder Dr. Motte und seiner Loveparade. Bei uns war allerdings nach heutigen Maßstäben alles noch „uncool". Es gab Ansagen, es gab auch den Kontakt zum Publikum, es galt noch nicht als schick, den Eindruck zu erwecken, man wolle möglichst in Ruhe gelassen werden. Und ich konnte, heute in den Clubs absolut undenkbar, damals noch alles spielen, vom Foxtrott über die Charts bis hin zu Heavy Metal.

Auch Arwed ruft also an und erkundigt sich nach meinem Befinden. Sobald ich seine Stimme höre, ist diese alte Zeit wieder im Raum. Ich kann Zehntausende Besucher vor meinem geistigen Auge sehen, höre wieder ihre Schreie. All die langen Nächte, die erst endeten, als es draußen langsam wieder hell wurde. Mittlerweile gibt es schon diverse Generationen von DJs. Arwed ist immer noch dabei. Er führt jetzt ein gut laufendes Unternehmen, das Beschallungs- und Beleuchtungstechnik vermietet. Mein Schlaganfall hat ihn erschreckt. In diesem Alter. Das auch sein Alter ist. Irgendwie bin ich für Arwed ein Stück seiner Jugend. Ich weiß gar nicht, ob wir je wieder miteinander telefonieren werden, denn eigentlich haben wir nichts mehr miteinander zu tun. Aber in diesem Gespräch spüre ich den gegenseitigen Respekt durchs Telefon. Ich freue mich sehr darüber, dass er sich die Zeit für einen Anruf genommen hat. Wir hatten großartige Jahre miteinander, in denen wir zusammen gelebt, geliebt und gefeiert haben. Das alles ist lange vorbei. Und mein Schlaganfall ist für uns beide ein weiterer Bahnhof, an dem Züge unseren Alters offenbar vorbei müssen.

Wenn Schwester Reghina morgens um acht ins Zimmer stürmt, wird mir klar: Für mich hat sich die Welt gewaltig verändert. Vor dem 4. Oktober wäre ich um diese Zeit schon längst in der Redaktion gewesen, hätte aktuelle Bilder im Fernsehen verfolgt und jüngste Statements der Politiker studiert. Jetzt sitze ich wackelnd und in mich zusammengesunken am Bettrand und schmieren mir langsam ein Brötchen. Ich habe mich auch an neue Worte gewöhnt, schließlich bin ich in Bayern. Es heißt nicht mehr Brötchen, sondern Semmel, nicht „Guten Tag!“, sondern „Grüß Gott!“ Eine Art Urlaub mit besonders harten Konditionen. Manchmal ist mir morgens schon so übel, dass der Tag verloren scheint. Dann können die „Terroristinnen“ kommen oder auch die Sprachtherapeutin, ich bin für niemanden zu sprechen. Bis heute kenne ich nicht den Auslöser für diese körperlichen Schwankungen. Der Schluckauf begleitet mich genauso wie ein heftiges Atmen. Ich schlafe viel. Andererseits spüre ich, dass sich täglich irgendetwas verbessert. Am Freitag bekomme ich einen Rollstuhl. Nachdem ich jetzt sitzen kann, will man versuchen, mich zumindest in Richtung Klo zu fahren. Den so genannten „Transfer“ darf ich unter keinen Umständen alleine machen. Dazu werde ich im Bett aufgesetzt. Dann stehe ich mit Hilfe einer Schwester auf, lege meine Hände im Zeitlupentempo um ihren Hals, drehe meinen Hintern in Richtung Rollstuhl und lasse mich langsam auf den mobilen Stuhl fallen. Ich habe Bilder von meinem alten Großvater vor Augen, der langsam und ächzend in seinem Rollstuhl Platz nahm. Ich bin jetzt schon soweit. Großvater Koschwitz.

Dann fährt man mich ins Bad. Sehr langsam, denn um mich herum dreht sich alles rasend schnell, so als hätte ich nächtelang harten Alkohol gesoffen. Vor der Toilette das gleiche Schauspiel: langsam aus dem Rollstuhl aufstehen, um 180 Grad drehen, die Hosen herunter lassen und dann langsam auf die Brille setzen. Dieser Prozess dauert mehrere, mir endlos erscheinende Minuten. Nach einiger Zeit stellen sich ruhige Bilder ein. Ich sitze auf der Toilette! Keine Pfannen und Flaschen mehr. Ein weiterer Sieg ist errungen! Allerdings kann ich ihn noch nicht ausgiebig feiern, denn mein Kreislauf erlaubt mir nicht, mich lange auf dem stillen Örtchen aufzuhalten. Immerhin ist es für die Schwestern das erste Mal, dass sie in Ruhe das Bett machen können.

Der Rückweg dorthin dauert genauso lang. Ermattet und zufrieden liege ich in den frischen Laken. Ich habe zum ersten Mal mein Bett von außen gesehen! Ähnlich wie die Astronauten, die zum ersten Mal weit genug von der Erde entfernt sind, um zu erkennen, dass sie tatsächlich eine Kugel ist, habe ich endlich den Platz verlassen können, an den ich vorher fest gebunden war. Ich sehe aus dem Fenster und stelle fest, dass der alte Baum davor bereits viele Blätter verloren hat.

„Gewöhnen Sie sich nicht zu sehr an den Rollstuhl!", sagt Stationsschwester Ingrid, „Sie sollen wieder laufen! Das ist nur eine Zwischenstation!" Mir ist es herzlich egal, welche Station das ist. Ich kann mich nun endlich fortbewegen. An diesem Nachmittag erscheinen die beiden „Terroristinnen". „Wir stehen heute auf!", teilen sie mir mit. Seit ein paar Tagen habe ich ein so genanntes „Reisepflaster" hinter meinem linken Ohr, das die Übelkeit bei Schiffs- und Flugreisen dämpfen oder sogar ausschalten soll. Die beiden Frauen fahren mein Bett auf Fußhöhe.

„Ziehen Sie bitte ihre Schuhe an. Können Sie das selber?" Früher hätte ich für diese Frage nur ein müdes Lächeln übrig gehabt. Nun beuge ich mich sehr langsam zu meinen Füßen, wo die Turnschuhe stehen. In Zeitlupe hebe ich einen Schuh auf, mache ihn weit auf, stecke ihn auf meinen Fuß, schiebe den Fuß am Boden dann ganz in den Schuh und binde ihn. Dabei hält mich ständig eine der beiden Frauen fest, sonst würde ich umkippen.

„Auf drei!" Die beiden Frauen sitzen neben mir, bereit, nach „drei" mit mir aufzustehen. „Eins, zwei, drei!" Wir stehen!

Jetzt wollen sie außerdem noch, dass ich gehe! Vorsichtig setze ich einen Fuß vor den anderen. Ich gehe sehr breitbeinig, obwohl ich rechts und links gehalten werde. Ich kann gehen! Die Kraft in den Beinen ist da, und auch das beeinträchtigte rechte Bein lässt sich problemlos steuern. Nur mein Rumpf knickt nach rechts weg. Da ist kein Muskel, der ihn aufrecht hält. Ganze drei Minuten halte ich diese Übung aus. Völlig schief habe ich dagestanden. Mir ist schlecht von der Anstrengung. Es wird noch lange dauern, bis ich wieder richtig laufen kann, aber der Anfang ist gemacht. Am Abend erscheint der sehr nette, sehr stämmige und kräftige Pfleger Florian in meinem Zimmer. „Wenn Sie Lust haben, brauchen Sie nur zu klingeln, dann geh ich mit Ihnen!" Ich bin ziemlich baff. Warum bietet mir dieser Pfleger, mit dem ich sonst wenig zu tun habe, diese Hilfe an? „Sie müssen aus dem Bett raus!" beantwortet Florian meine nicht gestellte Frage. „Ich beobachte Sie, mit welch guter Laune und mit welchem Willen Sie hier auf der Station sind. Sie haben Mut!" Ich bin ganz verlegen.

„Gut, lassen Sie uns jetzt einen Versuch wagen." Schwester Reghina wird gerufen, und dann greifen Florian und Reghina unter meine Arme und ich gehe. Ich bin so im Schwung, dass ich meine Zimmertür öffne und nach draussen in den Flur schlurfe. Können Sie sich diesen Befreiungsschlag vorstellen? Ich schreie vor Vergnügen. Ich stehe mitten in der Station. Ich kann in alle Räume sehen, auch in meinen natürlich. Plötzlich habe ich eine Vorstellung, was meine Gäste zu sehen bekommen. Der starke Florian gibt mir das Gefühl, überall hin zu kommen. Ich denke ständig: „Es geht, es geht!" Klar wäre ich ohne Stütze umgefallen, aber es sind meine Beine, die mich tragen. Ich bestimme, in welche Richtung wir gehen. An diesem Abend schlafe ich mit dem Gefühl ein, ein Held zu sein, auch wenn der eigentliche Held Florian heißt.

Die Tage in der Früh-Reha sind durchgeplant. Frühstück, Übungen, frühes Mittagessen, Übungen, Besucher, Telefonate, frühes Abendessen, Hörbücher hören, den Gedanken nachhängen, frühes Schlafen. Manchmal wache ich morgens auf und habe ein schlechtes Gefühl. Vielleicht wegen eines schlechten Traums. Meistens sind das auch die schwierigen Tage. Aber vor allem, wenn die Sonne scheint, geht ein Ruck durch mich. Ein guter Tag. Ich flirte mit den „Terroristinnen", nehme wenig ernst und genieße jede Verbesserung.

Unfreiwillige Barometer für meine Verbesserung werden Gaby Allendorf und Kai-Uwe Wolf. Beide atmen hörbar erleichtert auf, als sie mich zwei Wochen nach meinem Schlaganfall telefonisch erreichen: „Jetzt kann ich das ja mal sagen, du klingst fast schon wieder wie der Alte", meinte Kai-Uwe. Und Gaby entfährt: „Gott sei Dank! Du klingst deutlich besser! Mann, du hast uns aber auch einen Schrecken eingejagt!" Mir selbst fällt dieser Fortschritt nicht so deutlich auf. Offensichtlich geht es mir von Tag zu Tag für Außenstehende sichtbar besser. Die Zeit verstreicht nahezu unbemerkt.

Wenn die Tür aufgeht und eine strahlende Cindy den Raum betritt, weiß ich: Es ist wieder Freitag. Jedes Wochenende fliegt sie von Hamburg nach München, um mich zu besuchen. Wir telefonieren jeden Tag mehrmals. Liebevoll rechnet sie mir dann vor, dass es nur noch fünf, vier, drei, zwei, eine Nacht wäre, dann käme sie. Jeden Sonntagnachmittag trauert sie, dass sie zurück muss. Jeden Sonntagabend liege ich in meinem Bett und vermisse sie. An diesem Wochenende bin ich zum ersten Mal mobil. Im Trainingsanzug sitze ich im Rollstuhl und fahre mit ihr an die frische Luft. Es muss ein Bild für die Götter sein: Alter, gebrechlicher Mann geschoben von bildschöner, großer, junger Blondine. Wir haben später darüber und über die teilweise entgeisterten Gesichter der Betrachter sehr gelacht. An einem der Nachmittage begleitet uns Stationsschwester Ingrid nach draußen. Wir kommen am ehemaligen Pförtnerhaus des Krankenhauses Harlaching vorbei. Es sieht von Ferne aus wie ein Künstleratelier. Und tatsächlich werden dort Bilder ausgestellt, ein Mann und eine Frau scheinen dort ihrer Kunst nachzugehen. Mir fällt der blaue Gang mit den merkwürdigen Sternen, den Lämpchen in den Bildern, wieder ein, und ich hoffe, dort eine Erklärung dafür zu bekommen. Wir drei werden sehr freundlich in das große, helle, mit Bildern und Entwürfen zum Platzen voll gestellte Atelier gebeten. Die meisten Bilder zeigen Bäume. Weihnachtsbäume, Apfelbäume im Frühling, Tannen im Winter, Herbstbäume in bunten Farben. Auf einem Bild sind alle vier Jahreszeiten gleichzeitig an einem Baum dargestellt.

Während uns der Künstler durch sein Reich führt, malt die Frau im Hintergrund weiter. Ihr Baum erzählt eine ganze Geschichte: von einem Paar, das sich immer unter seiner Krone trifft, von dem Zeichen ihrer Liebe, das sie in die Rinde ritzen, und von dem Herz mit dem Pfeil, das übrig bleibt, lange nachdem die Liebe längst zerbrochen ist. Bäume tragen die Spuren des Lebens lange. Häufig sind sie vor uns aus der Erde gewachsen und stehen immer noch, wenn wir schon lange verfault sind. Mir fällt das Gedicht von Theodor Fontane ein, mit dem ich einst in der Schule gequält wurde:

Herr von Ribbeck auf Ribbeck im Havelland,
Ein Birnbaum in seinem Garten stand,
Und kam die goldene Herbsteszeit
Und die Birnen leuchteten weit und breit,
Da stopfte, wenn's Mittag vom Turme scholl,
Der von Ribbeck sich beide Taschen voll.
Und kam in Pantinen ein Junge daher,
So rief er: »Junge, wiste 'ne Beer?«
Und kam ein Mädel, so rief er: »Lütt Dirn,
Kumm man röwer, ick hebb 'ne Birn.«

So ging es viel Jahre, bis lobesam
Der von Ribbeck auf Ribbeck zu sterben kam.
Er fühlte sein Ende. 's war Herbsteszeit,
Wieder lachten die Birnen weit und breit;
Da sagte von Ribbeck: »Ich scheide nun ab.
Legt mir eine Birne mit ins Grab.«
Und drei Tage drauf, aus dem Doppeldachhaus,
Trugen von Ribbeck sie hinaus,
Alle Bauern und Bündner mit Feiergesicht
Sangen »Jesus meine Zuversicht«,
Und die Kinder klagten, das Herze schwer:
»He is dod nu. Wer giwt uns nu 'ne Beer?«

So klagten die Kinder. Das war nicht recht
Ach, sie kannten den alten Ribbeck schlecht;
Der neue freilich, der knausert und spart,
Hält Park und Birnbaum strenge verwahrt.
Aber der alte, vorahnend schon
Und voll Mißtrauen gegen den eigenen Sohn,
Der wußte genau, was er damals tat,
Als um eine Birn' ins Grab er bat,
Und im dritten Jahr aus dem stillen Haus
Ein Birnbaumsprößling sproßt heraus.

Und die Jahre gehen wohl auf und ab,
Längst wölbt sich ein Birnbaum über dem Grab,
Und in der goldenen Herbsteszeit
Leuchtet's wieder weit und breit.
Und kommt ein Jung' übern Kirchhof her,
So flüstert's im Baume: »Wiste 'ne Beer?«
Und kommt ein Mädel, so flüstert's: »Lütt Dirn,
Kumm man röwer, ick gew' di 'ne Birn.«

So spendet Segen noch immer die Hand
Des von Ribbeck auf Ribbeck im Havelland.

„Wir geben psychosomatisch erkrankten Patienten hier die Möglichkeit, wieder ihre Form und sich selbst zu finden", erklärt Milan Michajlovic, der junge Künstler.

„Gerade sind wir dabei, ein ganzes Treppenhaus mit diesen Bäumen auszustatten. War nicht ganz einfach, diese nicht brennbaren Platten zu finden. Die Krankenhausbestimmungen sind sehr streng. Man darf nicht einfach Kunst aufhängen", schmunzelt er.

„Mit dem Gang im Keller war es ähnlich." Aha, das also ist das Geheimnis des blauen Ganges. Unbekannte Künstler, oder genauer: Patienten, finden so ihren Weg zu sich selbst. Ich bleibe noch eine ganze Zeit in diesem Atelier und frage mich: „Warum sitzt du jetzt hier? Um zu lernen, dass du Zeit brauchst, um Ruhe zu finden und etwas so Schönes zu entwickeln?" Einstweilen genieße ich die Stille, die Freude darüber, diesen Platz auf der Erde entdeckt zu haben. Wann habe ich das letzte Mal so viel Zeit gehabt, ein Bild anzuschauen? Nein, anders: Wann habe ich mir das letzte Mal dafür Zeit genommen?

Als ich herausrolle, nehme ich mir vor, wieder zu kommen, hierher, an den Platz der Bäume.

Freitag, 25. Oktober

Ich ziehe um.

Instinktiv habe ich mich gegen Berlin und für eine Stadt in den Bergen entschieden, als es um die Frage ging, wo ich denn in die Reha wollte. Mir schwant, dass mich in Berlin Dutzende von lieben Menschen besuchen würden, denen allesamt mein Glück am Herzen liegt. Allein, ich würde diesem Ansturm nicht gewachsen sein. So entscheide ich mich für einen unbekannten, stillen Ort: Bad Aibling.

„Sie sind viel zu fit für unsere Abteilung", haben mir die Schwestern schon zugeraunt. Ich habe mich an Harlaching gewöhnt. Da bin ich sicher. Von Tag zu Tag werden die Übungen anstrengender, aber ich kann den beiden „Terroristinnen" immer besser folgen oder mindestens erläutern, warum ich nicht in der Lage bin, mich beispielsweise aufrecht hinzustellen. Immer wieder kippe ich nach rechts weg.

„Das hatten wir lange nicht, dass wir mit einem Patienten so reden können", kommentieren die beiden unsere Situation. Sowohl in Harlaching als auch in Bad Aibling begreife ich langsam, was für ein Glück ich offensichtlich gehabt habe. Meine Mitpatienten hat es deutlich härter getroffen. Mir begegnet ein freundlicher Holländer im Rollstuhl, der nicht mehr sprechen kann, eine rote Fahrradfahrerin, die ich so nenne, weil sie neben den wenigen roten Haaren auf ihrem rasierten Schädel eine breite Narbe hat und einen Fahrradhelm trägt, um ihren Kopf zu schützen. Ich sehe den einsamen Kartenspieler, der mit spastisch verkrampften Händen sein Blatt mischt. Im Tagesraum sitzen Gestalten, die allesamt im Film „Einer flog übers Kuckucksnest“ hätten mitspielen können. Die Schwestern und Pfleger sprechen mit diesen Menschen automatisch überdurchschnittlich laut, was deren Hilflosigkeit und Krankheit irgendwie noch unterstreicht – als seien sie debil, alt und geisteskrank. Diese Menschen haben Unfälle erlebt und überlebt oder aber einen Schlaganfall erlitten, der sie deutlicher als mich ins Abseits stellt. Alle sitzen in Rollstühlen, diesem Symbol für Behinderung und Hilflosigkeit. Ich auch. Ja, ich bin viel zu fit für die Station, auch wenn ich kaum laufen, gar nicht schreiben kann und nicht mehr weiß, wo genau oben und unten ist.

Einer der leitenden Ärzte von Harlaching will sich unbedingt persönlich von mir verabschieden. Früh am Morgen, noch vor dem Frühstück, erscheint er. Diesmal ohne Kittel und Gefolge. Er setzt sich mit Lederjacke und Schal neben mich aufs Bett.

„Ich wollte Ihnen noch was sagen, bevor Sie jetzt nach Bad Aibling gehen. Sie müssen es ja nicht weiter erzählen, aber ich hatte auch einen Schlaganfall. Vor einem Jahr. Das Einzige, was ich bis heute immer noch nicht kann, ist, einen Punkt links oben in meinem Gesichtsfeld sehen. Alles andere geht wieder. Machen Sie’s gut!“, sagt er, schüttelt mir die Hand und geht. Als ich abfahre scheint die Sonne. Der Baum vor meinem Fenster hat alle Blätter verloren.

Man transportiert mich in Rückenlage. Es ist nicht ganz leicht gewesen, meine vielen Koffer und Taschen unterzubringen, zumal noch eine alte Dame mitfährt, die ständig mit mir ins Gespräch kommen will. Sie habe eine „Alte-Frauen-Krankheit“ kichert sie. Oberschenkelhalsbruch. Ob ich auch im Seniorenparadies untergebracht sei. „Na“, antwortet der bayerische Pfleger, „ihn foan ma auf die Neurologische in Bad Aibling. Sie kemat ja nach Rosenheim!“ Ich habe voll und ganz mit mir zu tun. Das, was sich schon an „Achterbahn-Feeling“ beim Bettentransport in Harlaching einstellte, wird durch die Autofahrt lässig gestoppt. Das Wippen und Schaukeln ist extrem unangenehm. Andererseits will ich vor der alten Dame auch nicht als Weichei dastehen. Also bleibe ich still und beglückwünsche mich im Minutentakt für die Entscheidung, nicht nach Berlin aufgebrochen zu sein. Die Fahrt hätte Stunden gedauert. So ist zum Glück nach 45 Minuten alles vorbei.

Der Eingang der Neurologischen Klinik in Bad Aibling ist vergleichbar mit dem eines Vier-Sterne-Hotels. Etwas merkwürdig kommt mir die Begrüßung vor. Krank wie ich bin, wird meine Trage erstmal in eine Art Rezeption gefahren, in der ich genötigt werde, diverse Papiere zu unterschreiben. Ich, der ich nicht mal mehr in der Lage bin, ordentlich auch nur einen Satz zu lesen! Mein Gekrakel sieht auch nicht wirklich aus wie meine Handschrift. Aber sie wollen es ja nicht anders.

Mein Zimmer ist wunderbar. Hell, mit Bildern an der Wand. Ein Schreib- und ein Esstisch. Eine kleine Sitzgruppe mit Sofas. Hätte das Bett nicht wie ein klassisches Krankenhausbett ausgesehen, ich hätte geglaubt, im Hotel zu wohnen. Als Fruti mich Wochen später besucht, um mir meinen Laptop und Post zu bringen, betritt er mein Zimmer mit den Worten: „Ick fass et nich. Koschwitz liegt im

Penthouse mit Bergblick und eigener Terrasse. Junge, Dir jeht's doch zu jut!"

Ich liege auf meiner geliebten linken Seite und ziehe Zwischenbilanz: Ich kann kurzzeitig auf meinen Beinen stehen. Mit dem Rollstuhl komme ich überall hin. In dieser Reha-Klinik würde ich in Gruppen- und Einzeltherapien wieder lernen, mein Gleichgewicht zu finden, ordentlich zu sehen und vor allem wieder alleine zu laufen. Würde ich je wieder joggen können? Oder in ein Fitnessstudio gehen, um dort mit Simon zusammen Krafttraining zu machen?

Ich halte mich an einem Bild fest: Berge, saftige grüne Wiesen, Wälder, ein klarer Bach schlängelt sich ins Tal. Ich sehe mich wandern. Ich zweifele nicht einen Moment lang, das alles wieder zu können. Irgendwann. Die Realität allerdings sieht noch ganz anders aus: Auf meiner linken Seite liegend kann ich durch die sehr großen Fenster auf die Terrasse sehen. Mein Raum ist sehr hell. Ich habe den Eindruck, einfach nur ganz lang schlafen zu müssen, dann würde dieses ständige Drehen in meinem Kopf vorbei sein und ich könnte gehen. Wie früher. Ohne zu überlegen.

Es ist ein typischer Freitagnachmittag. Im Krankenhaus bereiten sich Ärzte, Pfleger und Therapeuten auf das Wochenende vor. Zudem sind in der folgenden Woche Herbstferien. Nur die Stationspflegerinnen und Pfleger haben auch am Wochenende Dienst. Auf der Heizung vor dem großen Fenster sitzen die beiden Stationsärzte, Frau Dr. Auer und Herr Dr. Bader. Beide nehmen sich Zeit. „Sie werden wieder laufen können", sagt Dr. Bader, „wir müssen Ihren viel zu hohen Blutdruck in den Griff bekommen und für ein halbes Jahr dafür sorgen, dass Ihr Blut dünnflüssig bleibt.“ Plötzlich springt die Tür auf und Silke Teichmann stürmt zusammen mit Christoph Albert, dem Regisseur von „N24 Koschwitz“, herein. Die beiden hatten sich vor dem Morgengrauen mit dem Flugzeug von Berlin nach München aufgemacht, um von dort nach Bad Aibling mit dem Auto weiter zu reisen. Mehrere Stunden Fahrt, um mich für knapp eine Stunde zu besuchen. Plötzlich ist meine Berliner Welt bei mir. Die unendlich vielen Stunden, die wir miteinander verbracht haben, um tolles Talkshowfernsehen für N24 zu produzieren. „Ich bin froh, dich so zu sehen!“, sagt Christoph.

„Man, wat hab icke mir Sorgen gemacht.“ Ein guter Fernsehregisseur ist der Gegenspieler zum Moderator. Das, was der Moderator mit Worten einzufangen versucht, setzt der Regisseur in Bilder um. Ist der Gast nervös, wenn er versucht, etwas zu verheimlichen, spricht häufig sein Körper eine deutliche Sprache. Hände vergraben sich ineinander, Augenlider flackern, Mundwinkel hängen plötzlich runter, Arme werden schützend vor dem Körper verschränkt. Jede einzelne Geste ist ein Blick in sein Inneres. Jede Geste eine eigene kleine Geschichte. Unmerklich, weil die Gesichter ja das Wichtigste sind, blendet der Regisseur kurz diese zusätzlichen Bilder ein. Die Zuschauer registrieren oft nicht, dass sie mehr gesehen haben als „nur“ das Antlitz des Gastes. Christoph ist ein Meister dieser kleinen Bildgeschichten. Außerdem versteht er wie kein Zweiter, in meinem Gesicht zu lesen. Er weiß manchmal vor mir, ob mir mein Gegenüber gefällt oder nicht. Mein Gesicht scheint für ihn wie ein offenes Buch zu sein.

Silke ist sehr aufgeregt, mich so wieder zu sehen. Fast jeden Abend hat sie angerufen, um zu hören, wie es mir geht. Ob der Schwindel noch da ist. Was das Gehen macht. Fast jeden Tag konnte ich von Fort- oder Rückschritten erzählen. In diesen Wochen höre ich viel von den Schwierigkeiten bei N24, einer Welt, die so unendlich weit weg ist. Würde ich jemals in diesem Sender wieder moderieren? Irgendjemand hatte das Gerücht aufgebracht, dass ich auf jeden Fall wieder bei N24 ins Programm sollte, um die Möglichkeit zu haben, den Menschen zu zeigen, dass es mir wieder gut geht. Vielleicht wäre ein Interview mit dem Kanzler gut. Als Schlusspunkt nach drei Jahren erfolgreicher Talkshow mit „Koschwitz". Aber das ist nicht wirklich wichtig. In den folgenden Wochen und Monaten spüre ich immer deutlicher, dass ich mit allen Kräften gesund werden will. Nicht, um wieder fernsehtauglich zu sein, nein, sondern einfach, um zu leben!

Verkehrte Welt in Bad Aibling: Ich bin auf Wochen quasi eingesperrt, werde von einem Termin zum anderen gescheucht, aber ich fühle mich frei wie nie! Kein Druck. Nicht funktionieren müssen. Zeit zu haben für das scheinbar Nebensächliche. So ein Gefühl habe ich wahrscheinlich seit meiner Kindheit nicht mehr gehabt. Eines Morgens, als ich von einer Therapie zurück in mein Zimmer komme, entdecke ich eine Kohlmeise in meinem Zimmer. Sie hat sich offensichtlich verirrt. Kopfüber hängt sie an der Gardinenstange, sie wirkt ratlos und atemlos. Ich versuche, sie zum Fliegen zu animieren, wobei ich die Terrassentür sperrangelweit geöffnet halte, damit sie den Weg nach draußen finden kann. Indes fliegt sie gegen die einzige verschlossene Scheibenfront und bleibt regungslos liegen. Sie lebt. Ich trage sie auf die Terrasse, damit sie sich dort erholt.

Es dauert lange, bis der kleine Vogel die Augen öffnet und endlich davon fliegt. Ich habe lange neben der Kohlmeise gekauert, und erst jetzt fällt mir auf, dass ich vollends vergessen habe, dass ich eigentlich vorsichtig gehen müsste, um nicht umzukippen. Die Kohlmeise hat mich so in ihren Bann gezogen, dass ich mich wie selbstverständlich fortbewegt habe. Als mir das bewusst wird, fange ich sofort an, wieder zu kippen. Der Weg von der Terrasse zurück zum Bett wird zum Abenteuer. Als ich abgelenkt war, hatte ich keine Sekunde an den Gedanken verschwendet, ob ich körperlich in der Lage bin, einer Meise zu helfen.

Adem Dizdarevic kommt aus Kroatien. Seit 12 Jahren lebt er in Deutschland. Seit acht Jahren therapiert er Menschen, die einen schweren Verkehrsunfall oder einen Schlaganfall hatten. Adem Dizdarevic hat schon viele Kranke, viele Körper und deren Probleme gesehen. Er liebt seinen Beruf. Wie ein Musiker bestreicht er liebevoll sein „Instrument", hört hinein und entwickelt daraus einen Weg, die Situation des Patienten zu verbessern. Er ist der Einzige, der mich von meinem Zimmer abholt. Auch später noch, als ich eigentlich schon allein zu den Behandlungen gehen kann. Jedes Mal gut gelaunt steht er in der Mitte des Raumes und fragt: „Na, alles gut?" Ich kann nicht erklären, warum, aber wenn ich ihn sehe, habe ich Kraft und Lust, eine neue Etappe in meinem Lernprozess zu nehmen. Obwohl er mit mir in den Krankenhaus-Keller gefahren ist, um aus Hunderten von Rollstühlen, aufgereiht in einem gespenstischen Wagenpark, den Richtigen für mich zu finden, entwöhnt er mich schnell wieder von dem gemütlichen Sitz. „Sistem kann nicht lernen, wenn Sie gemütlich sitzen." Adem sagt nicht „System", sondern „Sistem". „Sistem braucht immer Anregung durch Leben, draußen. Körper ist träge. Sistem braucht Anregung. Aber nicht zu viel. Verstehn Sie?" Adem Dizdarovic redet fast ununterbrochen mit mir. Sein Deutsch ist nicht perfekt, aber seine Erklärungen leuchten mir sofort ein. Mein Körper soll lernen. Er darf sich nicht ausruhen und der Einfachheit halber in einer Kompensationshaltung erstarren.

„Menschen schwingen beim Gehen. Wie farbige Männer mit einem Radio auf der Schulter. Die tanzen fast beim Gehen. Jeder Muskel macht den Körper leicht. Das ist ideal. Sie aber gehen wie ein Roboter!" Bum, bum, bum, macht er meine steifen Schritte nach. Er ist auch gegen die Gehhilfe, die man mir gleich verpasst hat. Mitunter sieht man alte Omis im Straßenbild, die sich an so einer Art Einkaufswagen ohne Korb festhalten.

„Sie stabilisieren nur ihre Kompensationshaltung. Verstehen Sie?" Er will, dass ich meine Möglichkeiten nutze, meinen Körper einsetze und vor allem: mich an nichts gewöhne, was meinen Hang zur Kompensation bestärkt. Am ersten Behandlungstag mit Adem nimmt dieser „sein" Instrument – meinen Körper – in Augenschein. Tastet meinen Rücken ab, bittet mich, mich vollständig aufzurichten, meine Wirbelsäule lang zu machen. „Ja! Danke!" sagt er immer wieder, wenn ein Muskel, den ich mit Sicherheit nicht selber steuern kann, seine Arbeit wieder beginnt, und sei es auch nur für Sekunden.

„Muskeln, die nicht wissen wohin, ziehen sich zusammen. Muskeln ohne Training machen sich nicht von alleine lang. Ihr Rücken hat viele Muskeln. Viele wissen es nur nicht mehr. Die Verbindung zum Gehirn ist futsch. Verstehen Sie?“ Dann setzt Adem dieses faszinierende Lächeln auf und gibt mir das Gefühl, er kenne die Geheimnisse meines mir immer noch etwas fremden Körpers und wolle mich zum Mitwisser machen.

„Körper kann nicht wissen, was er tun soll, wenn wir es ihm nicht sagen.“ Adem stellt sich hinter mich. Wie ein menschliches Stützkorsett umklammert er meinen Brustkorb, um meine Wirbelsäule zu zwingen, seine Bewegungen mitzumachen. Jedes Mal, wenn mein Körper entspannter und damit natürlicher reagiert kommt sein „Danke! Gut!“ und löst damit einen gewissen Stolz in mir aus. Ich habe mich verbessert.

Aber wieder frage ich mich, was ist dieses „ich“? All die Muskeln, die wie tot in meinem Körper liegen, weil sie den Anschluss verloren haben, unterstanden doch noch nie wirklich meiner bewussten Befehlsgewalt. Noch nie habe ich meinem 450sten Muskel hinten links den Befehl gegeben, gefälligst meine Wirbelsäule so schwingen zu lassen, dass Schritte auf hartem Asphalt leicht abgefedert würden. Wie sollte ich also jemals just diesen Muskeln „sagen“ können, dass alles demnächst wieder problemlos funktionieren würde? „Wir müssen zusammen arbeiten“, sagte Adem. „Sie geben fünfzig Prozent, und ich gebe fünfzig. Zusammen schaffen wir das!“ Und jedes Mal, wenn auch nur eine Kleinigkeit besser wird, bedankt sich Adem, als habe ich alles richtig gemacht.

In den ersten Tagen in Bad Aibling ist mir morgens immer hundeübel. Es ist diese Millisekunde zwischen aufwachen und Augen aufschlagen. Sobald ich die Augen öffne, sehe ich Doppelbilder. Plötzlich verursacht der von mir eigentlich geliebte Kaffeeduft Übelkeit. Am Morgen Brötchen? Mir dreht sich der Magen um. Ich weiß nur nicht, warum. Als ob ich auf einem schwankenden Segelboot lebte, fühle ich ständig diese Übelkeit. Manchmal übergebe ich mich, manchmal verschwindet das Gefühl nach dem Mittagessen. Ich mache alles sehr langsam. Nach dem Frühstück werde ich geduscht. Dazu setze ich mich auf einen Duschwagen, das ist ein Rollstuhl, der nass werden darf und der Öffnungen passend zu den zu waschenden Körperteilen hat. An Stehen unter der Dusche ist nicht zu denken.

Außerdem hat man mir eingeschärft, dass ich immer zuerst mit der rechten Hand die Wassertemperatur messen muss. Meine linke Körperseite ist nicht in der Lage, zwischen heiß und kalt zu unterscheiden. Würde ich die Temperatur mit der linken Hand testen, könnte ich mich verbrühen, ohne es zu merken. Langsam wasche ich meinen Körper. Mein Nacken ist immer noch so steif, dass ich weder nach unten, oben, rechts oder links schauen kann. Ich drehe immer den ganzen Körper mit, wenn ich etwas an meinen Seiten genauer betrachten möchte. Das Abtrocknen dauert ewig. Die Prozedur vom langsamen Aufstehen bis hin zum fertigen Angezogensein dauert mitunter zwei Stunden. Immer wieder unterbrochen durch kleine Liegepausen, um wieder Kraft zu sammeln. Ein Zivildienstleistender fährt mich dann zu den jeweiligen Gruppen- oder Einzeltherapien. Wie in der Schule sitzen wir dann im Kreis, um verschiedene

Übungen zu machen. Nur, dass die Schüler im Rollstuhl verharren.

Ich sehe und treffe viele weißhaarige Frauen und Männer, Menschen, die entweder einen Unfall überlebt haben – oder einen Schlaganfall. In diesen Gruppen begegne ich zum ersten Mal Patienten, die das gleiche Schicksal ereilt hat wie mich. Eine Nonne. Ein Zimmermann. Ein Finanzbeamter. Eine Rentnerin. Ein Busfahrer. Wir alle können reden und lachen. Zwischen uns sitzen die Therapeuten und lassen uns mit Bällen spielen, Dehnübungen mit Gummibändern machen und Hanteln stemmen. Und wie einst in der Schule gibt es die Unkonzentrierten, dann jene, die immer alles falsch verstehen, solche, die mit sich selber hadern, die Schlauen, die Ehrgeizigen, die Vorlauten und die Leisen. Im Gleichgewichtskurs lerne ich Hans-Peter Marx kennen. Ein großer mittelalter Mann mit sehr guten Augen. Mit ihm trainiere ich das Fangen und Werfen von igelartigen Gummibällen, die die Eigenschaft haben, auf Tennisschlägern nach dem Aufprall liegen zu bleiben. Die Aufgabe besteht darin, den Ball auf der Kelle des Schlägers aufzufangen, um ihn dann von dort aus dem Gegner wieder zuzuspielen. Mir fällt der Ball häufig herunter, und Hans-Peter bedeutete mir mit den Händen: „Mach langsam Junge, hast Zeit!" Es dauert ewig, bis ich mich gebückt habe, um den Ball aufzuheben. Ich stehe breitbeinig – wie der Kapitän der Titanic, um nicht umzufallen, und bewege mich im Schneckentempo. Es ist anstrengend. Während der Pause fragt mich Hans-Peter: „Sag mal, Du bist nicht der Bruder von dem Koschwitz?" „Nee, ich bin's selber."

Hans-Peters Gesicht verändert sich dramatisch. Ich muss einen armseligen Eindruck gemacht haben. Einerseits wegen meines Aussehens und andererseits, weil ihm partout nicht einleuchten will, dass auch einem Fernsehmenschen wie mir derartiges zustoßen kann. Ab diesem Moment bin ich einer von „die Normalen", wie der Bayer zu sagen pflegt. Einer von denen, die wie „normale Leut' auch", einen Schlaganfall kriegen können. Aber ich spüre gleichzeitig, dass Mattscheiben-Held eigentlich nicht krank werden darf. Jedes Mal, wenn wir uns in Gruppen treffen, sorgt er für mich, holt beispielsweise für mich einen Ball. Und als ich zum ersten Mal ohne Rollstuhl in einer Gruppe erscheine, besorgt er mir einen ordentlichen Stuhl. Ich stehe unter seinem persönlichen Schutz. Hans-Peter hat sieben Wochen nach einer Operation im Koma gelegen. Als er aufwachte, waren seine Muskeln fast völlig verschwunden. Auch er muss erst wieder das Gehen erlernen. Kraft entwickeln, um seine Muskeln richtig einsetzen zu können. „Du packst es!" macht er mir bei jedem Treffen Mut. Auch ist er einer derjenigen, die meine Fortschritte würdigen. „Du läufst jedes Mal besser, wenn I di seh!"

Nach und nach ziehe ich größere Kreise. Tippel ich anfangs mit unsicheren Schrittchen unter dem wachsamen Blick eines Zivildienstleistenden, der ein Umfallen nach rechts verhindern soll, wächst mein Selbstbewusstsein unaufhörlich. Ich gewinne allmählich die Kontrolle über meinen Körper zurück. Bald gehe ich schon mit meiner Ergotherapeutin, Frau Peitzker, im nahen Feld spazieren. Bad Aibling hat häufig Föhn, den man auch in München kennt. Es ist einer der schönsten November, an die ich mich erinnern kann. Manchmal muss morgens schon die Markise auf meiner Terrasse aufgespannt werden, damit uns die Sonne nicht zu sehr einheizt. Im November! An diesen Tagen ist mir regelmäßig schwindelig, aber ich genieße die Sonne!

Die Tage mit meinen Therapeuten werden immer spannender. Stella Peitzker macht Übungen mit mir, die meinen Bewegungsapparat stärken. Wenn mir schlecht ist, gehen wir spazieren. Kathleen Vogel taucht meinen linken, gefühllosen Arm zunächst in Eiswasser, um ihn dann in heißes Wasser zu stecken. So soll er spüren, dass es Unterschiede gibt. Im Schwimmbad lerne ich, dass mich das Wasser trägt und ich keine Angst haben muss, nach rechts umzukippen. Auch außerhalb des Wassers. Ich mache Krafttraining, Schreibtraining, Mentales Training. Gleich in der ersten Woche werde ich zu einer Psychologin gebracht, die meine Reaktionsgeschwindigkeit misst.

„Das ist wichtig, wenn Sie wieder Auto fahren wollen", erklärt sie mir. Ich? Diese Vorstellung scheint abwegig. Auto fahren? Wie denn? Jede schnellere Bewegung verursacht Übelkeit. Wie soll man da einen Wagen lenken?

Adem Dizdarevic hat sich vorgenommen, mich langsam an höhere Belastungen heran zu führen. Er gestaltet unsere Therapiestunden am Anfang der Woche immer so, dass ich den Eindruck habe, unendlich viele Dinge nicht zu können, um mir am Ende der Woche zu demonstrieren, wie weit wir doch schon gekommen sind. In den ersten Wochen versucht er immer wieder, meinen Rücken zu aktivieren. Erst massiert er jeden Muskel, dann fordert er mich auf, die entsprechenden Muskel langsam selber wieder beherrschen zu lernen. Nach jeder Behandlung gehe ich zunächst entspannter und lockerer die Klinikgänge entlang, aber schon nach wenigen Minuten verfliegt der befriedigende Effekt bereits wieder. „Sie werden wieder Sport machen können!", sagt er zu mir. Sein professioneller Optimismus ist ansteckend.

„Ihr Sistem muss nur verstehen, was sie wollen. Sistem versteht nicht im Moment, aber bald!", macht er mir immer wieder Mut. Etwa in der Halbzeit meiner Behandlung in Bad Aibling begreife ich, wie sehr ein Heilungsprozess auch mit dem Glauben an die eigene Zukunft verbunden ist. Wie sehr man daran glauben muss, es schaffen zu können.

Adem Dizdarevic hat einige Tage frei, und ich werde einem anderen Therapeuten zugeteilt: Wolfgang. Ein hinreißender Typ. Früher fuhr er zur See aufgrund eines Schicksalsschlages innerhalb der Familie hat er sich der Physiotherapie zugewendet. Seefahren macht stark. Die Jungs an Bord sind es nicht gewohnt, sensible Gedanken über Musikinstrumente auszutauschen. Wenn Windstärke zwölf herrscht, kann einem kotzübel werden, trotzdem muss man ran und arbeiten. Nichts für Weicheier. Genau aus diesem Holz ist Wolfgang geschnitzt. Gleichgewicht schult man, indem man den Patienten einfach auf die flache Seite einer Halbkugel stellt, deren Wackelbewegungen der Patient ständig ausgleichen muss. Ich stehe also auf dieser Scheibe und eiert herum. Natürlich falle ich nicht um, sondern versucht mit aller Kraft, oben zu bleiben. Das sieht im ersten Moment weniger nach Reha als vielmehr nach Marine-Camp aus, aber es wirkt.

Adem ist gegen solch harte Maßnahmen. Adem Dizdarevic hat sich der Bobath-Methode verschrieben, benannt nach einem jüdischen Ehepaar, das in London vor allem mit Babys und Kindern große Erfolge erzielt hat. Grundlage sind bestimmte Massagetechniken und Erkenntnisse, wie ein Körper idealerweise gelagert und behandelt werden muss. Die Bobath-Methode hat viele Anhänger, ist aber den auf exakten wissenschaftlichen Nachweisen pochenden Ärzten und Therapeuten etwas suspekt. Entweder man glaubt daran oder nicht. Viele Behandlungserfolge lassen sich – offenbar – schwer wissenschaftlich exakt beweisen. Viele junge Therapeutinnen himmeln dagegen Adem an. „Er hat Zauberhände", sagen sie. Als ich mich ähnlich begeistert gegenüber Frau Peitzker äußere, sagt die nur: „Sie sprechen ja schon wie ein Bobath-Schüler." Ich ziehe es vor, mich diesem Streit zu entziehen. Als ich später Adem davon erzähle, sagt er nur: „Sie meinen es gut mit schnell gehen und auf den Kegel stellen, aber was macht Körper? Er macht das, was er kann! Er geht in Kompensation anstatt seine Möglichkeiten wieder zu entdecken, versteh´n Sie?" An diesem Tag legt mich Adem auf den Rücken und zeigt mir, wie mein Rücken, mein Becken und meine Beine durch fast unmerkliches Vor- und Zurückbewegen der Beckenpartie anfangen, alle relevanten Muskeln wieder mit einzubeziehen. Am nächsten Tag kommt er ungewöhnlich früh: „Wir gehen joggen!" „Wie?" „Ja, ziehen Sie Ihre Turnschuhe an." Wir gehen auf einen der langen Glasflure, die die Stationen miteinander verbinden.

„Laufen Sie los!" Er packt mich am Schlafittchen, damit ich weder nach rechts oder links wegbrechen oder -knicken kann. Ich laufe tatsächlich, schwer atmend, schnaufend, aber ich laufe. Ohne den festen Griff meines Therapeuten wäre ich allerdings in eine der Glasscheiben gefallen.

„Sie denken zu viel!“ „Beim Laufen?“

„Ja, Sie denken, wie bewege ich Bein? Das geht nicht, versteh´n Sie?“ Das ist unsere Dauer-Diskussion. Ich versuche jeden Schritt durch Konzentration zu steuern. Gehen kann ein Mensch aber von Kindesbeinen an. Er muss darüber nicht nachdenken. Er geht einfach. Müssen Sie denken, dass Sie jetzt aufstehen wollen? Nein! Bei mir hingegen löst das Entgegenkommen eines Rollstuhls in einem schmalen Gang bereits eine größere Krise aus. Ich muss stehen bleiben und den Rollstuhl vorbeilassen, damit ich weiterlaufen kann. Mir ist klar, dass ich im Zweifelsfalle nicht in der Lage wäre, schnell genug auszuweichen. Also bleibe ich lieber stehen. „Stellen Sie sich vor, Sie wären ein Weit- oder Hochspringer! Was glauben Sie, was diese Leute machen? Sagen die ihren Beinen: Jetzt spring? Nein, sie stellen sich den Sprung genau vor. Haben Sie Springer vor ihrem Absprung beobachtet? Tun Sie's! Die spannen die Beinmuskeln an, wippen. In dieser Zeit bekommt das Rückenmark auch Informationen über die Bodenbeschaffenheit. Das Gehirn speichert alles!“ Er lächelte, weil ich sehr ungläubig gucke.

„Der Springer spannt seine Beinmuskulatur an und passt den inneren Moment ab, an dem es für den Körper kein Zurück mehr gibt. Jetzt läuft er los, trifft wie im Tiefschlaf sicher das Sprungholz, spannt seinen ganzen Körper und fliegt!“ Nach einer kurzen Pause fügt er hinzu:

„Stellen Sie sich Ihren Lauf vor. Spannen Sie Ihre Beine an, warten Sie den Moment ab, in dem Ihr Körper die ganze Spannung aufgebaut hat, dann laufen Sie los!" Ich verstehe, was er meint, glaube ich. Ich nehme die Laufposition ein und stelle mir meine Bewegungen vor, erst langsame Schritte, dann immer schnellere. Ich stelle mir vor, wie ich am anderen Ende des Ganges ankommen würde. Dann laufe ich tatsächlich los. Laufe, laufe und laufe. Ich kippe nicht um. Meine Beine gehorchen mir. Ich spüre das alte Gefühl, das ich vom Joggen kenne. Meine Atmung passt sich den Beinen an. Und ich erreiche heil und voll Schwung das Ende des Ganges. An diesem Tag verabschiedet sich Adem Dizdarevic aus Spaß mit einem militärischen Gruß. Wie zwei Offiziere, die flache Hand an der gedachten Mütze, stehen wir uns gegenüber. Adem gibt mir das Gefühl, ein Held zu sein, der Großartiges geleistet hat.

Vor allem meine Münchner Freunde besuchen mich regelmäßig in Bad Aibling. Allen voran Pat, meine Producerin, und Franziska, die mich stets mit Krankenhausklamotten versorgt, dazu Freunde und Kollegen aus diversen TV-Stationen. An einem der Nachmittage sitzen wir unten in der Cafeteria, als mich ein sehr netter Vietnamese anspricht: „Sind Sie Thomas Koschwitz? Meine Frau verehrt Sie so. Wir würden gerne mit Ihnen Kaffee trinken, Sie haben einen guten Humor!" Natürlich höre ich gerne nette Dinge über mich, aber dieses Kompliment scheint so von Herzen zu kommen, dass ich sofort einwillige. „Meine Frau hat schon den zweiten Schlaganfall und kann nicht sprechen, aber sie versteht alles und sie würde sich wahnsinnig freuen, Sie zu sehen." Ich sage zu, ohne mich terminlich festzulegen. Meine Gäste, die uns zuhören, sind einigermaßen fassungslos. Mir gilt ihre Sorge. Aber plötzlich wird ihnen bewusst, dass es hier Menschen gibt, die es viel, viel härter als mich getroffen hat. Und es zeigt ihnen auch, wie viel Glück ich eigentlich trotz allem gehabt habe. Der November geht ins Land, der Dezember naht und mit ihm – so hoffe ich in meiner Bergwelt – der Schnee. Aber es bleibt entweder warm oder bedeckt. Ich dehne meine Wanderungen um die Klinik aus, inzwischen erreiche ich auch den nahen Wald aus eigener Kraft. Meine Schritte werden sicherer, aber ich laufe immer noch so breitbeinig wie Kapitän Ahab. Christian Spanik, mein Freund und Coach, der ZDF-Computerspezialist, ist ohne seine Freundin Barbara aus Österreich angereist, um mir ordentlich die Leviten zu lesen. Hoffentlich sähe ich das große Warnschild über meinem Bett hängen. Ich hätte mich das ganze letzte Jahr schon so merkwürdig verhalten. Am liebsten drei Telefonate gleichzeitig und vier Termine dicht hintereinander. Je mehr, desto besser.

„Du möchtest am liebsten ein Denkmal gesetzt bekommen „Für großartige Leistungen“ und auf allen Hochzeiten tanzen. Du wolltest einmal berühmt sein. Das ist dir gelungen mit der Schlaganfall-Schlagzeile. Jetzt hast es gehabt. Und nun? Vor was läufst du weg?“, fragt er mich. Ja, vor was bin ich weggelaufen? Ich habe mir vorgenommen, in Bad Aibling über diese Dinge intensiv nachzudenken. Hier habe ich die Zeit dazu.

Was machen wir Fernsehmenschen eigentlich mit uns? Wenn die Karriere läuft, stehen wir im Mittelpunkt. Dann dürfen wir uns wichtig und gebraucht fühlen. Es gibt nur

Sieger. Wie oft bin ich auf Partys gegangen, um – angeblich – Kontakte zu knüpfen. Wie oft bin ich frustriert nach Hause geschlichen, weil die Party nicht im Ansatz Spaß gemacht hat. Stattdessen war es häufig steif und unlustig. Warum gehst du auch hin, werden Sie fragen. Weil ich dazu gehören wollte? Wie viele von mir sehr geschätzte Kollegen verdrängen ihre wirklichen Gefühle mit Alkohol und anderen gemütsaufhellenden Substanzen. Ich gebe zu, die Bälle machen auch Spaß. Die Gespräche, die süßen Flirts, die Gefühlsorkane auslösenden Wiedersehen. Im Grunde sind wir öffentlichen Menschen wie Kinder, die wider besseren Wissens komplett ausblenden, dass es in unserem Gewerbe immer und ausschließlich um etwas sehr Unkindliches geht: um Geld und Macht. Und dass wir uns bei diesen öffentlichen Treffen immer wieder der brutalen Schneewittchen-Frage stellen: „Spieglein, Spieglein an der Wand, wer ist der Beste im ganzen Land?“ Nichts erscheint in so einem Moment wichtiger. Aber wie wichtig ist das wirklich? Und warum war es mir so lange so wichtig?

Am 6. Dezember soll ich die Reha-Klinik verlassen. Bis dahin jedenfalls hat die Krankenversicherung meinen Aufenthalt genehmigt. Plötzlich kreist dieses Datum geradezu drohend über meinem Kopf. Halt! So schnell soll ich hier wieder raus? Ich spüre plötzlich einen entsetzlichen Druck. Hier in der Klinik ist alles wunderbar. Das Essen wird gemacht. Unangenehme Telefonate werden mir vom Hals gehalten, und mein Leben läuft sorglos in ruhigen, sehr überschaubaren, überraschungsfreien Bahnen. Das soll jetzt schon vorbei sein? Glücklicherweise stellt sich sehr schnell heraus, dass die Ärzte mich noch nicht loswerden wollen, aber ab jetzt ist eines sicher: Der letzte Tag in Bad Aibling ist nicht mehr fern. Schon Wochen vor meiner Entlassung fange ich vorsichtig an, auszuprobieren, wie sich das Leben draußen anfühlt. Cindy kommt jedes Wochenende nach Bad Aibling. Es ist wie ein Ritual. Ab Donnerstag wird ihre Fröhlichkeit am Telefon immer deutlicher. Freitags nach Dienstschluss erreichen mich fast im Halbstundentakt Anrufe von ihr, dass sie jetzt auf dem Weg sei. In München nimmt sie einen Mietwagen, um so schnell wie möglich nach Bad Aibling zu kommen.

An einem der letzten Wochenenden schlage ich eine Autotour vor. Der nahe gelegene Chiemsee ist unser Ziel. Cindy versucht gerade, mit dem Auto den Parkplatz zu verlassen und sich in den Kreisverkehr einzufädeln, als ich sage:

„Bitte dreh sofort wieder um, lass mich hier raus!" Mir ist speiübel. In meinem Kopf dreht sich alles. Ich lehne an einem Baum, um frische Luft zu schnappen. Was, bitte, ist denn so schwierig daran, Auto zu fahren? Cindy spürt meine Ungeduld. „Dein Schlaganfall ist acht Wochen her. Was willst du denn noch alles erreichen?" „Ja gut, aber in zwei, drei Wochen soll ich hier raus. Wie soll das gehen?"

Betrübt liege ich abends in ihren Armen. Wie soll ich nach Berlin zurückkommen, wenn ich es noch nicht mal bis zur ersten Straße hinter dem Parkplatz schaffe? Wie soll das Leben in Berlin funktionieren? Fruti, der mich eine Woche später besucht, hört sich das Drama an und lacht herzlich. „Juut, ick klaue Kotztüten bei de Lufthansa. Ick komm' mit nem Pritschenwagen. Du liegst. Det läuft schon."

Ich erzähle Frau Peitzker und Adem Dizdarevic von meinem Parkplatzerlebnis. Beide lösen das Problem auf ihre Weise: Stella Peitzker schlägt mir vor, dass mir Cindy jede einzelne ihrer Bewegungen und Aktionen im Auto wie einem Blinden schildern soll. Das hört sich ungewöhnlich an, aber was soll´s. Wir probieren es aus.

Am nächsten Wochenende spielt sich in einem VW Golf folgende Szene ab: „Ich lasse jetzt den Motor an", sagt Cindy. „Ich fahre rückwärts aus der Parklücke. Ich lege den ersten Gang ein. Ich gebe Gas. Ich schalte in den 2. Gang. Jede Fahrtrichtungsänderung, jede Geschwindigkeitsänderung, alles sagt sie mir an. Obwohl ich ja auch alles sehe. Wie einem Volltrottel schildert sie mir jeden kleinsten Schritt, mir, der es gewohnt ist, im Jahr rund 70.000 Kilometer zu fahren. Aber es funktioniert! Mein Schwindel ist gebannt. Ich kann mitfahren. Zumindest eine halbe Stunde. Adem will bei unserer nächsten Sitzung meinem Schwindel entschieden zu Leibe rücken. „Sistem ist irritiert wie bei einem Baby! Warum kotzen Kleinkinder auf den Rücksitz eines Autos? Weil sich ihr Gleichgewichtssinn entwickelt!"

In einem der großen Übungsräume legt er mehrere Turnmatten nebeneinander, vor die Wand rückt er ein Kopfkissen. Ich soll mich auf den Rücken legen und dann um die eigene Achse nach rechts rollen. Mir wird sofort unglaublich schwindelig. So, als sei ich als Astronaut gerade in einer Zentrifuge auf die Weltraumtauglichkeit untersucht worden. Der ganze Raum dreht sich. Die Deckenlampe tanzt nach einem eigenartigen Rhythmus. Nach einigen Minuten lässt der Schwindel nach. Jetzt wieder zurück. Ich drehe mich relativ schnell und erlebe plötzlich etwas, das mir auch schon im Bett oder auf dem Sofa bei einer schnellen Kopfbewegung passiert ist: Mein Körper schaltet für ein paar Millisekunden ab. Aus. Schwarz. Trockener Mund. Kalter Schweiß. Ich bleibe auf dem Bauch liegen und habe keine Chance, irgendetwas zu steuern. Erst nach einiger Zeit kann ich mich wieder aufrichten. Ich bin – mal wieder – blass um die Nase.

„Wir müssen üben!“, meint Dizdarevic. „Sistem muss lernen, dass Drehen von Körper ist normal, verstehen Sie?“ Ich will gerade aus dem Übungsraum wanken, als er mich zu einer Partie Tischtennis überredet. Ich spiele gegen einen 25 Jahre alten Mann, der vor vier Wochen einen Schlaganfall erlitten hat. Wir spielen gut – für unsere Verhältnisse. Mein Schwindel und meine Übelkeit sind für einen kleinen Augenblick vergessen.

Drei Wochen vor meiner Entlassung wird Stella Peitzker mit dem Verdacht auf Blinddarmdurchbruch ins Bad Aiblinger Stadtkrankenhaus eingeliefert. Sie hatte sich noch über das Wochenende gequält, war sogar beim Hausarzt gewesen, gegen seinen Willen ging sie wieder nach Hause. Es sei noch soviel zu tun in der Klinik, war das Argument. Deshalb könne sie nicht einfach „krank feiern“. Als sie am Dienstag endlich in die Klinik eingeliefert wird, geht alles ganz schnell. Der Blinddarm war kurz vorm Platzen. Eine Stunde später wäre alles vorbei gewesen. An diesem Morgen erscheint Adem in meinem Zimmer, um mich zu neuen Übungen abzuholen. „Heute springen wir“, sagt er schelmisch. Als wir in seinem Übungsraum drei Stockwerke tiefer ankommen, ist der voll mit Studenten, die neugierig die neuesten Erkenntnisse der Physiotherapie erfahren wollen. Ich bin das Vorführobjekt. Adem lässt zunächst eine Studentin springen. Drei Mal mit beiden Beinen gleichzeitig abspringen und landen. Nur beim letzten Sprung muss sie sich um die eigene Achse drehen und rückwärts landen. Die einfachen Sprünge klappen nach mehreren Anläufen bei mir ganz gut. An die Drehung in der Luft mit sicherer Landung ist aber nicht zu denken. Immer wieder springe ich mutig drauf los – und lande in den Armen der Therapeuten. „Sie müssen sich vorstellen: Springen!", sagt Adem. „Jeden Hüpfer ganz genau. Die Drehung und die Landung!" Ich schließe die Augen und fahre den Parcours vor meinem geistigen Auge ab: Hüpf, Hüpf, Hüpf – Drehung – Landen – Stehen.

„Gibt es irgendetwas, was Sie sich nicht vorstellen können?" Nein. Ich sehe alles klar und fange an zu springen. Ich drehe mich und landete. Ohne zu kippen. Die Studentinnen und Studenten klatschen. Alles, was du dir vorstellen kannst, kannst du auch erreichen! Er verabschiedet mich wieder mit einem zackigen Militärgruß. Wir beide müssen lachen.

Astrid Moeller ist Autorin und Regisseurin in München. Wir haben uns vor Jahren auf der „AIDA" kennen gelernt und glücklicherweise nie ganz aus den Augen verloren. Sie hat viel erlebt in dieser Fernsehbranche, viel erreicht, aber auch viel Ärger gehabt. Vor zwei Jahren sorgte Sat.1 für Aufsehen mit dem Zweiteiler „Der Tunnel" mit Heino Ferch und Alexandra Maria Lara in den Hauptrollen. Das ist eigentlich ihre Geschichte. Denn als der amerikanische Fernsehsender NBC beim echten Tunnelbau vor 40 Jahren die Flucht von 20 DDR-Bürgern aufnimmt, wird auch ein Baby gefilmt: Das Baby war Astrid Moeller. Astrid ist „Der Tunnel“. Jetzt sitzt sie an meinem runden Esstisch und schaut mir beim Abendessen zu. „Machst du dir Gedanken? Weißt du, warum du einen Schlaganfall gekriegt hast?“ „Ich glaube, ich hab mal wieder die Bremse nicht gefunden.“ „Ich kenn dich lange Thomas, ich glaube, du bist in einigen Punkten wie ich: Deine wirklichen Gefühle kennt niemand. Manchmal auch du selbst nicht!“ Ich weiß, dass sie Recht hat. Ich habe meistens gute Laune, und wenn mich etwas trifft und schmerzt, kann ich das schlecht zugeben.

„Mich wundert nicht, dass du eine Krankheit bekommen hast, bei der du all das, was selbstverständlich war, wieder lernen musst. Du musst deinen Körper kennen lernen. Jede Bewegung. Du musst wieder durchdringen, bis an die Stellen, wo dein Körper wieder dein Körper ist! Nutze die Zeit und mache das Gleiche mit deinen Gefühlen. Auch da musst du durch dringen. Es sind deine Gefühle, hab den Mut und nimm sie an!“ Ziemlich verdattert lässt mich Astrid zurück. Ich habe in den vergangenen Wochen viele gute und richtige Ratschläge gehört. Aus allen spricht die Furcht, ich könnte aus diesem Zeichen meines Körpers nichts gelernt haben. Astrid aber hat mir eine Tür aufgemacht: „Kümmere dich um deine Gefühle, die du sogar vor dir selbst versteckst.“

An den Wochenenden machen Cindy und ich nun immer größere Ausflüge in die Umgebung. Wir besuchen Rosenheim und den dortigen Weihnachtsmarkt, am Sonntag darauf brechen wir zum Chiemsee auf. Ich werde ein immer besserer Beifahrer. Wenn wir am Ziel ankommen, bin ich besonders kippelig auf den Beinen, weil mich das Mitfahren doch noch schwindelig macht, aber schon die Rückfahrt kann ich völlig entspannt über mich ergehen lassen. Die Sonntagabende sind immer traurig, weil Cindy mich verlässt.

Am letzten Sonntag vor meiner Entlassung ruft Olli Mielke an. „Ich habe so ein schlechtes Gewissen! Ich wollte dich so oft besuchen, aber hier ist die Hölle losgebrochen." Ich beruhige ihn. Mir ist ja klar, dass es in diesen Tagen nichts Wichtigeres gibt, als Aufträge zu ergattern, um damit die Zukunft der Firma und Arbeitsplätze zu sichern. Olli hat für seine kleine TV-Produktion plötzlich drei Superaufträge: Bravo-TV im ZDF, die Schöneberger Show und weitere Folgen von Wigald Bonings „WiB-Schaukel" und, wenn alles gut ginge, im nächsten Jahr meine Sendung „Was macht eigentlich...?" für Kabel 1. Olli redet viel in diesem Telefonat, überschlägt sich, hastet durch diverse Themen, hat hundert Sachen zu berichten. Olli ist in seinem Element. Den Kopf voll mit Menschen, Fakten, Produktions-Problemen, Terminen, Plänen. Seine Firma ist derart erfolgreich, dass er viele neue Mitarbeiter hat einstellen müssen. Einige kennt er nicht einmal mehr mit Namen.

„Vielleicht sehen wir uns noch vor Weihnachten", höre ich Olli sagen, aber mit meinen Gedanken bin ich ganz woanders. Dieser Stress, dieses Temperament, dieses ewige Weiter-weiter-weiter. Genauso war ich auch vor meinem Schlaganfall. Bei jeder Taxifahrt noch schnell ein „kurzes" Telefonat. Hier schnell noch einen Kontakt halten, da schnell was anschieben, da rief auf der zweiten Leitung auch schon wieder ein Kollege an. Unglaublich, in welcher

Mühle ich da gesteckt hatte. Welchen Preis zahlen wir alle für so ein Leben auf der Überholspur?

Stella Peitzker erscheint zwei Tage vor meiner Entlassung wieder im Klinikum. Wir gehen spazieren. „Ich konnte mir plötzlich vorstellen, wie das ist, so von jetzt auf gleich in eine Klinik eingeliefert zu werden. Ich weiß jetzt, wie Sie sich fühlen", sagt sie mir. „Ist es denn klug, schon so schnell wieder hier aufzutauchen?" „Na ja", entgegnet sie, „es würde doch so viel liegen bleiben vor Weihnachten. Bestimmte Etats müssen angemeldet werden, sonst haben wir das Geld nicht fürs nächste Jahr. Und dann muss ich ja nicht ausgerechnet noch den Krankenstand erhöhen", versucht sie zu scherzen.

„Sie sehen blass aus", sage ich. Jetzt drehen sich die Rollen. Vor ihrer Operation war sie das blühende Leben. Sie machte mir Mut. Erzählte von ihrem Traum, nach ihrer Tätigkeit hier wieder zurück an die Côte d'Azur zu gehen. Dort hatte sie zuvor gelebt und das südländische Leben genossen. Jetzt bin ich praktisch der „Gesunde", der sie fragt, ob sie sich nicht übernimmt. „Sie haben Recht, aber ich mache ja langsam. Passen Sie jetzt auf mich auf", schmunzelt sie. „Wir glauben immer, es würde ohne uns nicht gehen, nicht wahr?" Wir wandern schweigend zurück zur Klinik.

Adem Dizdarevic kommt an diesem Montag wegen eines Todesfalles in seiner Familie nicht zur Arbeit, wie es heißt. Peter Schuurmanns, ein Belgier, vertritt ihn. Sportlich. Jung. Snowboardfan – und deshalb als Belgier in Bayern hängen geblieben.

Sie können mehr als Sie glauben! Versprechen Sie mir nur, dass Sie noch nicht kopfüber in ein Wasserbecken springen, andere Dinge dürfen Sie tun!“, sagt er und setzt mich auf ein Rad. So wie Väter es mit ihren kleinen Söhnen machen, gibt er mir das Gefühl von Sicherheit. „Ich laufe neben dir her und halte dich!“ Ich zittere am ganzen Körper. Mein Gleichgewichtssinn lässt nicht zu, dass ich normal gehe, und jetzt soll ich auf diesem Gefährt ohne fremde Hilfe das Gleichgewicht halten? Niemals! Aber wie ein Vater allein durch seine Anwesenheit den Eindruck vermittelt, er würde einen schon halten, so lässt mich auch seine Anwesenheit diese innere Grenze überschreiten: Ich fahre tatsächlich los. Alleine. Ohne jede Hilfe. Gut, die Rechtskurven sind für mich deutlich schwieriger als die Linkskurven, aber das Wichtigste ist: Ich bleibe oben auf dem Fahrrad sitzen und fahre! Wie ein kleiner Junge stehe ich danach mit geröteten Wangen neben meinem Fahrrad, bereit, ab jetzt neue Abenteuer zu bestehen. Dabei hatte ich mich eigentlich schon am 4. Oktober auf den Weg gemacht ein Abenteuer zu bestehen: Die Reise in meinen Körper.

Li und Wam Noyen hatten einen Traum: Sie wollten in Stuttgart ein Restaurant aufmachen. Als sie die Anzeige für ein vietnamesisches Lokal sahen, das verpachtet werden sollte, wussten sie, dass sie das Richtige gefunden hatten. Das Lokal war ziemlich heruntergekommen, lag aber mitten in der Innenstadt. Li und Wam Noyen würden viel arbeiten müssen, um den Laden in Schuss zu bringen. Aber das wollten sie gern in Kauf nehmen. Denn Li und Wam hatten sich nach Lis Schlaganfall vorgenommen, nur noch das zu tun, was beiden Spaß macht. Keine schwierigen

Chefs mehr. Keine Machtkämpfe mehr. Das Leben wollen sie jetzt genießen. Mit dem Restaurant würden sie sich eine solide Basis schaffen.

Nach einem Jahr florierte das vietnamesische Lokal. Die Gäste strömten nur so. Bald würden die Schulden bezahlt sein. Da erschien die Vermieterin und verlangte mehr Geld. Sie habe immer schon gewusst, dass dieses Lokal eine Goldgrube sei. Nun wolle sie an dieser Goldader beteiligt werden. Das Gespräch fand in der Küche statt. Zunächst wurde leise verhandelt, aber je länger sich Li und Wam weigerten, die einmal beschlossenen Konditionen zu ihren Ungunsten zu verändern, umso lauter wurde die Auseinandersetzung. Li schrie. Sie wollte nicht, dass jemand, der bisher dazu nichts beigetragen hat, an ihrem Erfolg partizipiert. Der Streit ging über Stunden. Plötzlich wurde Li sehr still. Sie konnte nicht mehr reden. Nur gurgelnde Laute kamen noch aus ihrem Mund. Als der Rettungswagen kam, lag sie still, fast bewegungslos, auf der Trage. Im Krankenhaus entdeckten die Ärzte Blut in ihrem Gehirn. Die Diagnose war eindeutig: Li hatte einen zweiten Schlaganfall erlitten.

Am Vorabend meiner Abreise besuche ich das vietnamesische Paar. Ich hatte es versprochen, wenngleich mir nicht wohl ist bei dem Gedanken, was ich gleich zu sehen bekommen würde. Ich hatte mehrfach versucht, sie telefonisch zu erreichen. Gegen 20 Uhr soll ich kommen, bis dahin sei der chinesische Akupunkturarzt gegangen. Die Klinik in Bad Aibling ist wie ein kreisrundes Schiff gebaut. Die Gänge zu den verschiedenen Etagen verlaufen wie Galerien, von denen man in das Mittelschiff schauen kann. Es gibt unterschiedliche Klassen. Wie auf Schiffen auch. Auf diesem Flur sind die Zimmer deutlich kleiner als auf meiner Station. Hier allerdings gibt es überall Teppichboden. Ein Luxus, auf den man beispielsweise in der Intensivstation verzichtet hat. Vermutlich, weil dort öfter gewischt werden muss. Ich betrete einen kleinen Raum, der fast ausschließlich aus „Bett" besteht. Zusätzlich ist am Fenster ein kleineres Lager für Wam aufgestellt worden. Li liegt in einer Trainingshose und einem gelben T-Shirt bekleidet auf dem Bett. Eine Frau von etwa 35 Jahren. Schwarze, schulterlange Haare. Ihr Gesicht ist aufgequollen. Wam begrüßte mich sehr herzlich:

„Es ist schön, dass Sie Zeit gefunden haben, uns zu besuchen!" Er rückt einen Stuhl ans Bett. „Wie geht es Ihnen?", frage ich Li. Die Antwort ist ein gurgelnder Laut, ihre Lippen bleiben die ganze Zeit halb geöffnet. Ein Spuckefaden läuft ihr aus dem rechten Mundwinkel.

„Sie kann alles verstehen. Wir haben früher immer ihre Sendung gesehen." Wie, um das Gesagte deutlich zu unterstreichen, macht Li diesen Laut zwischen Gurgeln und Seufzen. Wam setzt sich neben seine Frau ans Kopfende, um sie aufzurichten. Jetzt sehe ich den Schlauch, der offenbar direkt Nahrung in ihren Magen leitete. Als Wam seine Frau aufgerichtet hat, muss sie laut rülpsen.

„Meine Frau wird künstlich ernährt. Manche Nahrung verträgt sie nicht so gut. Unsere Küche ist doch anders als die in Bayern." Wir lachen ein bisschen. „Wissen Sie, das Schicksal hat uns jetzt hierhin geführt. Ich versuche, meiner Frau eine Stütze zu sein. Ich liebe sie, und ich hoffe, ich habe die Kraft, immer für sie da zu sein." Ich sehe Lis rechte Hand, die wie eine eingerollte Schnecke an ihrem Unterarm anliegt. Der Arm hängt wie ein Fremdkörper an ihrem Rumpf. „Wie lange werden Sie hier bleiben?“, frage ich. Li schaut mich an. Wam springt wieder für sie ein: „Wir werden vor Weihnachten in ein anderes Heim umziehen. Unsere Wohnung ist zu hoch, und wir haben keinen Fahrstuhl. Wir brauchen eine neue Wohnung, und bis wir die bekommen, wohnen wir in dem Heim.“ Im hinteren Teil des Zimmers sprudelt einer dieser kleinen Springbrunnen, die dekorativ aussehen sollen und gleichzeitig für feuchtere Luft sorgen. An der Wand hängt ein selbst gemachtes Bild. In vietnamesischen Schriftzeichen steht da: Ich freue mich auf jeden Morgen, weil ich dich sehen kann.

Ich habe eine Autogrammkarte mitgebracht. Etwas Besseres ist mir nicht eingefallen. Li nimmt sie mir sofort aus der Hand. „Einen Bart hatten Sie immer schon, oder?“, fragt Wam und Li lässt ein strenges Gurgeln hören. „Nein, sie widerspricht mir“, sagt Wam. „Nein, früher hatte ich keinen Bart“, bestätige ich Li. Ein zufriedenes Grunzen ist zu hören. „Warum sind Sie hier?“, fragt Wam während eine Schwester mit Schwung den Inhalt mehrerer Spritzen in den Verbindungsschlauch zu Lis Magen drückt. Ich erzähle meine Geschichte. Dass ich nicht laufen konnte. Nicht schreiben. Dass ich mitten aus einer Fernsehproduktion gerissen worden war. Und dass mein einziger Wunsch im Krankenhaus darin bestanden hätte, allein auf´s Klo gehen zu können. „Ja, das wollen alle“, sagt die Schwester beim Herausgehen. „Wissen Sie“, nimmt Wam das Gespräch wieder auf, „ich liebe diese Frau. Ich war schon einmal verheiratet, mit einer Deutschen. Wir haben einen Sohn. Aber diese Frau hier ist ganz anders." Ich schaue sie an, dann wieder ihn. Was ist an dieser Frau liebenswert? Sie ist schwer krank. Sieht nicht mehr schön aus. Sie rülpst wie ein Baby nach dem Stillen. Wie viel Würde hat ein Mensch? Wir reden über sie statt mit ihr. Immer wieder spreche ich sie an, aber natürlich muss er antworten. Sie wird zornig, wenn er ihre Laute falsch oder unvollständig wiedergibt, aber ein Teil ihrer Laute ist auch einfach nur Lachen.

„Wir haben viel gelacht über Sie, Koschiman. Und was Sie alles an Blödsinn gemacht haben. Früher." „Ihre letzte Sendung war mit ernsten Leuten. Auch gut. Aber Sie können über sich lachen! Wie lange müssen Sie noch bleiben?" „Bis morgen", antworte ich. Fast mit schlechtem Gewissen. „Werden Sie auch geliebt?", fragt Wam leise. „Ja", antworte ich genauso leise.

„Gut. Das ist gut", nickt er mehrmals, so als müsse er sich das Gesagte bestätigen. „Wir werden das hier meistern! Und wir sind dankbar, dass sie alles versteht und klar denken kann."

Ich nicke. Nach einer Stunde verlasse ich die beiden wieder. „Darf ich Sie umarmen?" fragt Wam. Ich umarme ihn. Ich schüttele die linke Hand von Li und gehe. Ich sitze lange auf einer der Treppen, die die verschiedenen Galerien miteinander verbinden. Ich denke nach: Was haben Li und Wam erlebt? Warum müssen die beiden dies alles durchmachen? Muss das Leben so schwer sein? Wie schnell ist ein scheinbar glückliches Leben zu Ende. Schätzen wir die Minuten und Stunden, in denen es uns gut geht? Begreifen wir eigentlich wirklich, welches Geschenk es ist, gesund zu sein? Gehen zu können? Aufstehen zu können wann immer man will?

Ich fange an, über mich nachzudenken. Ich habe etwa die Hälfte meines Lebens gelebt. Wie will ich weiterleben? Was will ich noch sehen auf dieser Welt? Welche Menschen will ich noch treffen? Welche Reisen will ich noch machen? Welche Abenteuer bestehen? Wo will ich leben? Welchen Beruf will ich vielleicht noch ausüben? Welche Musik noch hören? Wem würde ich noch helfen können auf dieser Welt? Auf dieser Treppe sitzend denke ich plötzlich: Dir ist nichts passiert!

Doch, mir ist viel passiert, aber im Verhältnis zu den beiden Vietnamesen und den Hunderten Patienten, die hier auch noch wohnen, habe ich wahrlich Glück gehabt. Sei dankbar, Junge, es hätte ganz anders kommen können! Ich gehe zurück zu meinem Zimmer, leicht schwankend, wie immer in letzter Zeit.

Heinz Moor hatte einen Wasserkopf. Wenn er sich ärgerte, zuckten seine kleinen Ärmchen hin und her, die, genau wie seine Beinchen, im Verhältnis zu seinem Kopf scheinbar völlig falsch dimensioniert waren. Dann sah er aus wie eine zappelnde Marionette aus der Augsburger Puppenkiste mit seinem Schmollmund und den vor Wut blitzenden Augen hinter der viel zu dicken Brille. Heinz Moor musste sich oft ärgern. Wenn er sich mal nicht ärgerte, hatte er die lauteste Lache. Und er sprach so dröhnend, dass ihn jeder im Raum verstand, egal, ob das beabsichtigt war oder nicht. Ich war damals Zivildienstleistender. Als ich Heinz in der Schule für Praktisch Bildbare in Marburg kennen lernte, konnte er noch gehen. Er ging auch wie eine Marionette, leicht wackelig und immer unter Einsatz seines ganzen Körpers. Wenn er etwas sehen wollte, was über ihm angebracht war, musste er stehen bleiben, den Kopf heben und aufpassen, dass er nicht umfiel. Seine Schritte wurden unsicher, wenn er seinen Kopf drehen wollte. Heinz hatte ein schwaches Herz, und irgendwann starb er daran, dass sein Herz ihn einfach nicht mehr weiter durch die Welt tragen wollte.

Heinz Moor verbreitete fast immer gute Laune. Er war Schüler, vielleicht 14 Jahre alt, als ich ihn kennen lernte. Heinz wusste viel mehr vom Leben als so viele so genannte Erwachsene. Heinz bewegte sich so wie ich jetzt. Wenn ich meinen Kopf drehe oder nach oben schauen will, dreht sich alles um mich und meine Schritte werden unsicher. Wie ein leicht schlackernder Roboter sehe ich dann aus. Heinz Moor machte in solchen Momenten immer eine witzige Bemerkung, wackelte mit seinem Kopf, der wie ein Warndreieck auf seinem Hals saß, oben ganz breit, nach unten spitz zulaufend. Mit seinem kleinen schmalen Mund und der kleinen Hakennase wäre er in jeder normalen Schulklasse als der Prototyp der Simpsons durchgegangen. Jeder hätte abfällige Bemerkungen gemacht. Heinz hatte sicherlich während seiner Kindheit viel aushalten müssen, was ihn kränkte und traurig machte. Aber Heinz Moor war ein Typ. Ihm war es egal, was die Leute sagten. Meistens jedenfalls. Nur ungerecht behandelt werden wollte er nicht. Dann wurde er böse. Er war aber – meistens – guter Laune, und so wackelte er durchs Leben. Ich habe in diesen Tagen oft an Heinz gedacht. Zunächst war mir gar nicht klar, warum.

Heinz wurde für mich zu einem Vorbild. Zu einem Helden. Jeder Satz, den ich – scheinbar herab würdigend – über ihn schreibe, ist das Gegenteil: Eine respektvolle Liebeserklärung. „Schlacker ruhig rum“, denke ich mir. „Die Leute werden schauen, was an dir jetzt anders ist, na und?“. Die Gutmenschen werden sich beeilen zu behaupten, man sähe gar nichts, ich wäre ganz der alte, andere sind vielleicht etwas schüchtern und unsicher im Umgang mit mir. Ich nehme mir vor, meine Sorgen abzulegen und immer mehr wie Heinz Moor zu werden: ein neuer Typ.

Früh am Morgen fällt der erste Schnee. Endlich! Jetzt zieht der Winter ein in Bad Aibling. Dicke Flocken fallen vom dunklen Himmel. Langsam kann ich mich auf Weihnachten freuen. Bislang hatte der Föhn für eine eher herbstliche Stimmung gesorgt. Und jetzt: endlich Schnee. Ich hatte mir so sehr gewünscht, auf die weiße Landschaft zu sehen, auf die puderweißen Berge. Es ist soweit: Zum ersten Mal nach Monaten ziehe ich wieder meine Jeans an, ein Hemd und einen Pullover. Vorbei ist die Zeit, in der ich in einem verschlissenen Trainingsanzug herumgelaufen bin. Ich habe fast alles eingepackt und wartete auf das Frühstück und darauf, dass die Tür aufspringen würde und Fruti im Raum steht.

Mittwoch, 18. Dezember

Ich bin hellwach und stark. Jetzt würde ich all das Gelernte draußen anwenden müssen. Würde ich die lange Autofahrt überstehen? Wie würde es sein, in Berlin anzukommen? Ich habe vorsorglich die meisten Menschen darüber im Unklaren gelassen, wann ich tatsächlich zurückkomme. Zu sehr fürchte ich, sofort Rede und Antwort stehen zu müssen. Ich werde erst einmal mein Leben sortieren müssen: Einkaufen. Zur Post gehen. All diese normalen Dinge, wie würde das gehen? Fruti steht um Punkt 9 Uhr in der Tür.

„So, Jerümpeltoni, pack` dein Zeug, ick will außem Schnee, sonst fahrn wa Tage!“ Ich verabschiede mich schweren Herzens von den Stationsschwestern, den Menschen, die den Anfang eines neuen Lebens begleitet haben.

Fruti hat alles verstaut. Als ich das Haus verlasse und den kurzen Weg zum Auto durch den Schnee gehe, klopft jemand oben am Fenster. Ich drehe mich um und sehe Adem, der wohl bei einem Patienten auf dem Zimmer ist. Wir schauen uns an und grüßen uns militärisch, wie wir es immer gemacht haben nach besonders gelungenen Übungen. Diesmal gilt der Gruß dem Rest meines Lebens.

Wir fahren nach Norden. Bereits hinter München ist der Schnee nur noch Regen. Es wird unnatürlich warm. Seit Tagen habe ich mein Handy wieder in meiner Nähe, das sonst immer auf „leise“ gestellt in meinem Zimmer lag, während ich den Therapien nachging. Jetzt klingelt es unaufhörlich. Die Zivilisation bekommt mich langsam wieder. Fast jedes Telefonat ist mit einer möglichen Aufgabe verbunden, wenn ich denn erst wieder ganz fit sein würde.

Zeitungsinterviews, Fernsehprojekte, Veranstaltungen. Begeistert erzählte ich Fruti, wie viele Menschen sich vorstellen können, wieder mit mir zusammen zu arbeiten. Wie großartig alles werden könnte, wenn ich erst wieder richtig fit sein würde. Fruti hört sich meine euphorischen Erklärungen eine ganze Weile an. Dann sagt er: „Weeßte wat. Ick werd dich jetzt richtig schön uffpeppeln. Sport. Fitness. Jümnastik. So, dat de wieder richtig juut aussiehst. Und wenn de dann so richtig wieder uff der Höhe bist, dann hau ick dir aba so was von in die Fresse! Die Reha wird sich freuen!“ Er lacht. Wir fahren in den Abend. In sechs Tagen ist Weihnachten.

EPILOG

In der Ausgabe der Zeitschrift „Laura“ vom 18. November gibt es auf Seite 47 ein Quiz „Schlau in 5 Minuten“.

„Schaffen Sie die Antworten in fünf Minuten?“, wird man als Leser gefragt. Frage 4 lautet: „Was erlitt TV-Moderator Thomas Koschwitz (46)? A) Einen Schlaganfall. B) Einen Beinbruch. C) Einen Kieferbruch.“

Ich bin mir bis heute nicht ganz sicher, ob ich mich über diese „Ehre“, als Quizfrage benutzt zu werden, freuen oder ärgern soll, und ob Antwort C) nicht auch eine schöne Lösung für den bearbeitenden Redakteur von „Laura“ gewesen wäre. Es zeigt aber, dass dieses Thema die Menschen bewegt hat und es deshalb wert war, in diesem Quiz zu erscheinen. Einige werden sich bei der Beantwortung der Quizfrage vielleicht gefragt haben: „Wie geht’s dem eigentlich jetzt, und kann mir so was auch passieren?“

Während Sie diese Zeilen lesen, werde ich vermutlich längst wieder arbeiten. Und so vergnüglich, wie die Geschichte verlief und endete, könnte man vermuten, dass es mir blendend geht. Ja, mit Einschränkungen. Meine rechte Gesichtshälfte fühlt sich immer noch so an, als sei sie aus Plastik und aufgesetzt. Immer noch schwanke ich, mitunter aus heiterem Himmel, und Menschen, die das sehen, vermuten, ich sei ein fröhlicher Zecher. Was nicht stimmt. Meine linke Körperhälfte nimmt heiße Wassertemperaturen genau bis zur Körpermitte nicht wahr. Trete ich falsch herum in die Dusche, könnte ich mich verbrühen, ohne es zu bemerken. Nein, ich beklage mich nicht! Aber all diese Erkenntnisse legen eine Frage nahe: Hätte ich den Schlaganfall vermeiden können? Die Antwort ist eindeutig: Ja! Zumindest, wenn ich vorher von einer Fledermaus gebissen worden wäre! Lachen Sie nicht! Forscher haben herausgefunden, dass sich im Speichel von so genannten Vampir-Fledermäusen ein Eiweißstoff namens DSPA befindet. Dieser ist in der Lage, Gerinnungen im Blutkreislauf aufzulösen, die zur Verstopfung führen und so einen Schlaganfall auslösen können. Der Fledermausspeichel war in Tests einhundertachtzigmal wirksamer als die Medikamente, die Ärzte normalerweise in solchen Fällen verschreiben. Derzeit wird diese neu gefundene Substanz an Patienten in Australien und Asien erprobt. Der Zeitungsartikel über diese Forschungsergebnisse hat mich sensibilisiert.

Aber auch, wenn ich diese Fledermausgeschichte weglasse, ist die Antwort auf die Eingangsfrage ein eindeutiges „Ja!“

Ich habe ein paar Dinge nicht gewusst. Zum Beispiel, dass erhöhter Blutdruck fast immer die direkte Voraussetzung für einen Herzinfarkt oder Schlaganfall ist. Ich hatte hohen Blutdruck. Ich habe aber keine Blutdruck senkenden Mitteln genommen, sondern geglaubt, mit Sport dem Elend schon zu entkommen. Heute weiß ich, dass mich das Medikament Lorzaar vor dem Schlimmsten hätte bewahren können, sowohl vor zu hohem Blutdruck als auch vor erhöhtem Schlaganfallrisiko! Wenn Sie das Thema interessiert, lesen Sie einmal die „Life-Studie“, die sich mit blutdrucksenkenden Mittel beschäftigt – oder fragen Sie Ihren Arzt!

Was habe ich nun gelernt aus diesem Schicksalsschlag? Zum einen, dass ich immer bloß <u>eine</u> Sache mache und nicht fünf gleichzeitig. Zum anderen, dass es wichtig ist, seine Grenzen zu kennen. Mir geht jetzt, nach der Reha und meiner „Genesung“, manchmal schon wieder alles zu langsam. Aber mein Körper macht nicht mit. Er wird müde. Und ich höre auf diese Signale. Ich mache eine Pause! Ich schalte das Handy ab, wenn zu viele Menschen gleichzeitig etwas von mir wollen. Diese ewige Angst, etwas zu verpassen, die mich früher oft umtrieb, ist vorbei. Und so unschön dieses neue Verhalten von mir mitunter für Menschen sein mag, die bisher gewohnt waren, dass alles immer und sofort von mir erledigt wird, es dient letztlich allen! Ich versuche im „Hier und Jetzt“ zu sein und nicht in die tägliche Trance zu verfallen, die nur mit viel Ablenkung erträglich ist (Früh ´raus, abgehetzt durch den Job, abends todmüde vor den Fernseher, nur noch fähig, Chips zu mampfen).

Und ich versuche, eine saubere Trennlinie zu ziehen zwischen Beruf und Privatleben. Das klingt selbstverständlich, ist aber in meinem Beruf schwer. Ich liebe diesen Beruf. Neugierige Fragen stelle ich auch in meinem Privatleben. So oder so ähnlich habe ich mir früher lange anstrengende Tage schön geredet, jetzt habe ich begriffen: Auch das schönste Interview fürs Fernsehen, das vielleicht sogar dazu beiträgt, meinen eigenen Horizont zu erweitern, also gut für mich persönlich ist und nicht nur für die Zuschauer, ist Arbeit. Das Geheimnis ist auch hier, einfach mal loszulassen, etwas, was ich vor dem Schlaganfall gar nicht konnte.

Als ich aus der Reha-Klinik Bad Aibling wieder zu Hause in Berlin angekommen war, erreichte mich der Anruf einer ehemaligen Mitarbeiterin. Auch ihr musste ich in allen Einzelheiten die Geschichte meines Schlaganfalles erzählen.

Ich berichtete von meinen Lähmungserscheinungen, und Martina wusste, wovon ich rede. Sie hatte bei ihrer Schwiegermutter Ähnliches nach einem Schlaganfall beobachten können. „Dann hast du ja auch gesehen, wie sich diese Lähmungen langsam wieder auflösen", erzählte ich stolz von meinen Fortschritten. „Nein, nein", sagte Martina, „meine Schwiegermutter war nach 14 Tagen tot."

Es wird noch sehr viele Momente geben, in denen mir klar wird, wie viel Glück ich gehabt habe. Ich hätte diesen Schlaganfall nicht gebraucht, aber die daraus folgenden Veränderungen in meiner Einstellung und meiner Lebensweise schon. Wieder Ruhe zu finden, aus dem Dauerstress heraus zu kommen, Zeit für mich zu haben.

Vielleicht hilft Ihnen meine Geschichte, ein ähnliches Schicksal zu vermeiden. Vielleicht gehen Sie auf Grund dieses Buches zum Arzt und nehmen Ihren Blutdruck ernst. Vielleicht entdecken Sie, wie ich, dass wir als Patienten, gerade in diesen Zeiten, wacher und aufmerksamer sein müssen als wir es häufig sind – gegenüber Ärzten, Medikamenten und Gesundheitsreformen. Vielleicht beschäftigten Sie sich einmal mit der „Life-Studie" und entdecken wie ich, die unglaublichen Möglichkeiten, das Schlaganfallrisiko durch ein Medikament wie Lorsatan zu senken. Vielleicht entdecken Sie auch nur, wie wichtig es manchmal sein kann, sich mal wieder die Zeit zu nehmen, in Ruhe die Bäume in unserer Umgebung zu betrachten und die beruhigende Wirkung zu spüren, die davon ausgeht. Vielleicht setzen Sie sich mal wieder ans Meer und leisten es sich, einfach mal wieder zu träumen. Sie haben Ihr Leben in der Hand! Diese klare

Erkenntnis war mir in meinem Dauerstress abhanden gekommen. Aber jetzt habe ich verstanden.

*

Seien Sie ehrlich, ein Schlaganfall beschäftigt Sie erst dann, wenn Sie selbst oder jemand aus Ihrem Verwandten- oder Freundeskreis damit konfrontiert wird. Auch ich habe erst nach meinem Schlaganfall von der Stiftung Deutsche Schlaganfall-Hilfe gehört.

Da in Deutschland jedes Jahr 200.000 Menschen einen Schlaganfall erleiden, ist es wichtig, mehr über dessen Ursachen und Folgen zu erfahren. Und aus diesem Grund unterstütze ich Liz Mohn und ihre Stiftung Deutsche Schlaganfall-Hilfe.

Stiftung Deutsche Schlaganfall-Hilfe

Wir über uns

Die Stiftung Deutsche Schlaganfall-Hilfe wurde 1993 gegründet und versteht sich als Hilfsorganisation mit dem Ziel, möglichst viele Schlaganfälle zu verhindern und den Folgen dieser Erkrankung entgegen zu treten. Informations- und Aufklärungsarbeit zum Thema Schlaganfall sowie Hilfe für Betroffene und Angehörige gehören zur täglichen Arbeit der Stiftung Deutsche Schlaganfall-Hilfe. Sie versteht sich als Ansprechpartner für alle Schlaganfall-Patienten, die mit den verschiedenen Folgen der Krankheit leben.

Rund 160 Regionalbeauftragte (meist Ärzte aus Kliniken und Reha-Einrichtungen) arbeiten bundesweit für die Stiftung vor Ort. Sie klären die Bevölkerung auf und stehen Betroffenen mit Rat und Tat zur Seite. Durch die Arbeit der Stiftung gibt es inzwischen mehr als 360 Selbsthilfegruppen in Deutschland. Rund 15 000 Förderer unterstützen die Arbeit der Stiftung Deutsche Schlaganfall-Hilfe, die sich vorwiegend über Spendengelder finanziert. Die Arbeit der Stiftung ist gemeinnützig und nicht Gewinn orientiert.

Vierteljährlich erscheint für alle Fördermitglieder das „Schlaganfall-Magazin". Verschiedene Broschüren wie beispielsweise „Wieder zu Hause" oder „Schlaganfall" können bei der Stiftung bestellt werden. Zudem werden Fortbildungsveranstaltungen und Patienten-Seminare angeboten.

Stiftung Deutsche Schlaganfall-Hilfe

Service- und Beratungszentrum

Carl - Bertelsmann - Straße 256

33311 Gütersloh

Montag – Freitag, 09.00 – 17.00 Uhr

Telefon: 0 180 5 / 093 093 (0,12 €/Min.)

Fax: 0 180 5 / 094 094

www.schlaganfall-hilfe.de

Aqua
Verlag

Ebenfalls im Aqua Verlag, Köln, erschienen:

Raab Total
Das offizielle Stefan Raab Fanbuch
ISBN 3 – 9806778 – 7 – 7

Godewind
Musik zwischen den Meeren
ISBN 3 – 9806778 – 9 –37

Frauen in Medienberufen
13 Wege zum Erfolg
ISBN 3 – 9806778 – 6 – 9

Wolle
Das Wolfgang Petry Buch
ISBN 3 – 9806778 – 8 – 5

Deutsche in Afghanistan
Die Abenteuer des Oskar von Niedermayer am Hindukusch
ISBN 3 – 9806778 – 5 – 0